Eric Dac

L'art de préserver sa santé au naturel

En dix méthodes (tome 2)

Mise en garde

L'auteur et l'éditeur ne donnent aucune garantie quant à l'exactitude, l'adéquation, ou l'exhaustivité du contenu de cette présentation. Les informations contenues dans cette présentation sont uniquement à des fins éducatives et informatives. Les exemples contenus dans ce document ne doivent pas être considérés comme une promesse ou une garantie de quoi que ce soit. Les possibilités d'ingéniosité et d'auto amélioration dépendent uniquement de la personne qui utilise nos produits, nos idées et nos techniques. Étant donné que ces facteurs varient d'une personne à l'autre, nous ne pouvons garantir votre niveau de réussite ou d'amélioration. De nombreux facteurs sont importants pour déterminer vos résultats réels, et il n'y a aucune garantie que vous obtiendrez des résultats similaires à nous ou à d'autres. En fait, il n'y a aucune garantie que vous obtiendrez des résultats en utilisant les idées et les techniques présentées dans notre matériel. L'auteur et l'éditeur ne seront pas responsables envers quiconque des dommages généraux, spéciaux, accessoires, punitifs ou autres résultant directement ou indirectement de l'utilisation de ce matériel.

Du même auteur,

Chez le même Editeur :

Éric Dac : *« Vérité ! »*

Éric Dac : *« Frères de Lumière »*

Éric DAC : *« Contact Divin »*

Éric Dac : « Devenez un maitre de lumière »

Éric Dac : « L'art de préserver sa santé au naturel tome 1 »

Éric Dac : « L'art de préserver sa santé au naturel tome 3 »

Éric Dac : « La loi de l'attraction »

Sommaire

Préface

En prenant soin de nous, nous nous engageons vers la sérénité, l'épanouissement d'un bien être limpide et harmonieux.

Vous trouverez dans cet ouvrage dix méthodes différentes et efficaces pour préserver votre capital santé.

Éric Dac

Méthode 1 :

La thérapie holographique

La thérapie holographique nous permet d'identifier nos schémas et capacités inconscientes qui causent les problèmes auxquels nous sommes confrontés dans nos vies. Que vous ayez des problèmes relationnels, des problèmes de santé, des problèmes de travail, des problèmes de réussite, que vous soyez déprimé ou en colère au quotidien... peu importe quel est votre problème principal.

 Voici un outil pour vous aider à identifier vos principaux problèmes. La plupart de nos problèmes sont dans le subconscient, et cette méthode nous permet d'atteindre les couches du subconscient pour trouver ce qui peut contribuer à ce problème immuable qui ruine nos vies. Soignez-vous avec la thérapie holographique

 Découvrez le pouvoir de guérison de la thérapie holographique

 À propos des hologrammes

Cette méthode est basée sur les hologrammes et sur le fait que nous sommes nous-mêmes des hologrammes.

Un hologramme est une image 3D et vous pouvez vous promener à l'intérieur, il semble très réel mais est en fait composé de fréquences relatives de lumière.

 Si vous regardez une pomme de manière holographique, la coupez en mille morceaux et faites briller mille lumières dans chaque morceau, chacun restituera une pomme entière. Donc chacun de nous est un morceau de pomme. Vous ne pouvez pas le casser en morceaux. Et un centimètre carré d'une image holographique peut contenir plus d'informations que vous ne pouvez l'imaginer. Les scientifiques modernes ont découvert que le cerveau et l'ensemble du système humain, en fait l'univers entier, est un hologramme. Il est composé de fréquences et semble réel, mais ce n'est pas le cas. Même ce corps physique qui semble si tangible n'est en réalité qu'un champ de fréquences énergétiques. Si nous sommes des hologrammes, comme le prétendent les physiciens, nous sommes un champ infini de fréquences relatives et tout est stocké dans notre système, toute connaissance, toute sagesse, histoire divine, évolutive, etc.

est empilée dans l'hologramme qui est nous. C'est un changement radical, un pas en avant dans notre vision du monde, de l'ancien modèle cartésien à une vision de la domination humaine.

 Chaque fréquence est composée de son et de lumière, et ces fréquences relatives affectent l'état de nos corps, nos émotions, nos esprits et nos vies. En Inde, les seigneurs des âmes qui représentent notre vrai moi correspondent aux 12 soleils de notre galaxie. Ce type d'énergie représente le potentiel de qui nous sommes ; mais nous commençons à peine à le comprendre.

 La thérapie holographique peut également être pratiquée en vous ornant de bijoux holographiques pour vous responsabiliser. Nous utilisons des hologrammes en plastique pour résonner avec nos fréquences relatives qui résonnent positivement avec le champ énergétique supposé de notre corps. Les promoteurs sont cités dans la construction de pierres de guérison, de vibrations, d'énergie et de médecine physique. Nous imprimons des hologrammes sur des autocollants, des bracelets en plastique ou des pendentifs. Albert Einstein a mis à jour la célèbre formule E=mc2 pour montrer que la matière et l'énergie sont interchangeables et que la matière est un champ d'énergie pulsé. Le cerveau et les émotions sont des champs d'énergie et ont leurs propres fréquences.

Lorsque vos énergies sont à leur apogée, tout ce que vous pouvez faire est de vous sentir en forme, positif, talentueux, heureux et de vivre une vie où tout ce que vous faites-vous donne un état d'énergie plus fort.

 Lorsque nos fréquences baissent, les choses commencent à mal tourner. Que ce soit tangible, mental ou émotionnel, lorsque nous sommes à notre apogée, notre corps et notre esprit sont en bonne santé. Albert Einstein a commencé à travailler sur la fréquence relativiste, mais d'autres scientifiques ont également fait des travaux importants dans ce domaine. L'un d'eux est un scientifique suisse qui a montré qu'en prenant quelques assiettes en alliage, en y déposant du sable, matière inerte, à chaque vibration sonore, il obtenait un motif sur le sable totalement différent, et qu'il pouvait reproduire par ces sons toutes les formes de la nature, ce qui a démontré que la fréquence produisait des formes.

Si nous voulons changer notre forme, nous devons changer notre fréquence. Les individues aux personnalités multiples le font depuis des années. Une personne peut avoir une personnalité asthmatique et une autre diabétique, et la physiologie de tout son corps peut passer de l'asthme au diabète en quelques minutes. Des tests sanguins indiquent à une personne qu'elle est diabétique et qu'elle doit prendre de l'insuline, et les médecins reviennent et ne trouvent pas de diabète, mais qu'elle souffre d'asthme. Si une personnalité dédoublée peut changer cela de temps en temps, nous devons nous demander pourquoi nous ne pouvons pas tous faire de même.

Si vous êtes atteint du Cancer, vous avez une fréquence énergétique relative. En théorie, nous devrions éliminer l'incidence du cancer et donc l'éliminer. En théorie, c'est tout à fait possible. C'est ce sur quoi nous travaillons avec la thérapie holographique.Les gens disent souvent : « Je dois travailler sur mon mariage, mais mon mari (ou ma femme) ne fait rien pour le sauver. Est-ce que cela fait une différence pour savoir si je peux sauver notre relation ?

La thérapie holographique ne change en rien la relation car nous sommes nous-mêmes des hologrammes.

Notre relation avec les autres

Les hologrammes sont indivisibles, vous ne pouvez donc pas les couper en morceaux. Pouvez-vous partager votre mari ou votre femme, votre mère, votre enfant ? Pas du tout ! Par exemple, si j'ai des problèmes avec une connaissance et que je fais une séance pour moi, quand je vais lui rendre visite, je remarque soudain qu'il a changé et se comporte différemment de ce qui me dérangeait tant. Comment ? Parce que j'ai changé les schémas inconscients de cette relation et ramené les fréquences relatives à leur niveau de travail maximum. Cela modifie de la même manière les fréquences de la personne que je visais pendant la session. C'est vraiment énergisant. Alors rappelez-vous que quel que soit votre problème, même s'il semble que le problème vient de quelqu'un d'autre, il est important de penser à augmenter ces fréquences au maximum. Une fois cela fait, les étoiles changent d'orbite parce que tout dans l'univers appartient au même réseau de relations qui les lie. Ce sont tous des champs d'énergie pulsés incroyables. Chaque relation que nous entretenons, qu'il s'agisse d'amitié, de famille ou de quelqu'un que vous ne reverrez jamais de votre vie, est un échange d'énergie, et cet échange amène les deux personnes à un état d'énergie supérieur ou inférieur. Donc, si vous rencontrez votre épicier et qu'il grogne ou gémit, cela ne vous affecte pas personnellement, vous entrez simplement dans un état d'énergie plus faible. Si vous êtes dans une très bonne relation, il y a un changement d'énergie et vous pouvez littéralement sentir que vous avez franchi une étape simplement en ayant cette personne dans votre vie.

A Propos des Patchs Holographiques

Le patch holographique est teinté avec des centaines de fréquences articulées et placé sur un point d'acupuncture, il interagit avec les forces fondamentales du corps. On dit que ces patchs permettent au corps de s'ajuster et de s'équilibrer en fonction des flux d'énergie internes sans médicaments ni produits chimiques. Ils sont également conçus pour empêcher tout élément tangible de pénétrer dans le corps.

La théorie sous-jacente

Combinant 3 000 ans de science et le 21e siècle, il a été démontré que les patchs holographiques améliorent le sommeil et augmentent l'énergie. On pense que ces produits qui transcendent la vie apportent une aura de paix et de force et aident le corps à se protéger, à se reconstruire et à se régénérer. Les scientifiques du monde entier les utilisent dans leur formation et certains prétendent obtenir des résultats remarquables. Les patients prenant des médicaments anti-inflammatoires, contre le diabète ou l'hypertension peuvent remplacer leurs médicaments coûteux par des patchs holographiques bon marché, c'est pourquoi ils sont également appelés patchs énergétiques.

Alors que les patients vantent leur succès et en redemandent, certains physiciens ont qualifié les patchs de produit le plus excitant de ces dernières années. Ils semblent fonctionner - au moins temporairement - parce que les faibles leur font confiance. Il est clair que « croire en sa chance peut mener au succès ». La pensée positive peut faire une grande différence lorsque vous n'avez pas le pouvoir d'influencer le résultat.

Certains disent que cette notion de fréquence est énorme. Ces patchs holographiques sont implantés avec des ondes sonores, des vibrations et des fréquences qui, 98% du temps, donnent à la zone d'acupuncture spécifique de l'énergie et de la résilience, un sommeil plus réparateur et un soulagement plus profond de la douleur, etc.Bien sûr, les résultats varient en fonction des personnes et de l'environnement, de l'âge, de la santé, de l'alimentation, etc. Les meilleurs résultats sont obtenus par :

• Buvez suffisamment d'eau pure pendant l'utilisation du patch pour augmenter la communication intercellulaire et agir sur le corps.

• Placer des patchs sur les points d'acupuncture méridiens qui interagissent avec le champ biomagnétique du corps.

Les utilisateurs de ces patchs signalent

une concentration accrue et des performances physiques ou des émotions accrues. Les médecins remarquent une amélioration significative chez certains patients atteints de trouble déficitaire de l'attention lorsqu'ils utilisent les patchs. Traitement avec des mémoires holographiques De la douleur, de la maladie ou du traumatisme, nous commençons un voyage multidimensionnel qui nous amène à entamer une psychothérapie, à travailler avec notre corps ou à apporter d'autres changements importants dans nos vies. Ce voyage enrichissant de compréhension de soi ne se termine jamais. Parmi les nombreuses possibilités de ce voyage, on peut utiliser une technique appelée : la bioénergétique.

Guérir l'esprit

La thérapie de la mémoire holographique devrait permettre aux patients d'accéder à leurs souvenirs et à leurs conséquences négatives sans avoir à revivre le traumatisme en pataugeant à travers eux, mais en parlant. Bien que ce processus implique la récupération des souvenirs conscients et inconscients, il efface simplement la mémoire des souvenirs gelés et de la douleur accumulée du système nerveux. Le traumatisme apparaît sous forme d'autosuggestion. Ceci est possible grâce au système limbique-hypothalamo-hypophysaire, qui a une influence importante sur les glandes autonomes et endocrines et le système immunitaire. Au moment du traumatisme, toutes les pensées et croyances se figent pendant une milliseconde avant le pire moment de l'événement.

Le corps et l'esprit le déguisent en métaphore d'un fragment de mémoire d'une scène holographique plus large qui appartient à l'histoire humaine. Des études sur les vétérans de la guerre du Vietnam ont montré que leurs flashbacks ne sont pas leurs pires moments, mais ils se souviennent très bien des moments qui se sont produits juste avant le pire. Nous pouvons aider les personnes souffrant d'allergies, de douleurs fréquentes ou de problèmes immunologiques, de dépression et d'anxiété. Nous pouvons créer toutes ces rafales de mémoire, mais au lieu de cela, nous surchargeons les gens de travail ou les remplissons de nourriture ou de médicaments.

Bien que l'inconscient ait la complexité de la mémoire et de la métaphore, il peut nous permettre d'accéder à la scène originale et permettre à l'esprit de se corriger naturellement.

Le rôle du guérisseur est de travailler avec l'individu et de créer une béquille pour qu'il se concentre sur l'histoire de sa mémoire importante, en renouvelant le traumatisme et en corrigeant la mémoire horrifique. La dernière étape est de stabiliser la scène dans les zones énergétiques du corps en les ancrant dans des fréquences colorées. Cela permet d'ouvrir une voie naturelle vers le pardon, tout en intégrant et en apprenant des leçons spirituelles.

De nombreuses études sur les aimants et les ions négatifs au cours de la dernière décennie ont montré leurs effets sur les dysfonctionnements physiques et émotionnels de notre corps.

Les hologrammes électrochimiques de nouvelle génération commencent à donner des résultats positifs. Mais malheureusement, il n'y a pas beaucoup de recherches pour étayer cette affirmation. Mais examinons-les d'un point de vue plus scientifique.

La Science

Les Aimants

Ils datent de 2000 av. aux guérisseurs chinois qui utilisaient la magnétite. Certains pensent que les anciens guérisseurs égyptiens utilisaient des formes de thérapie magnétique avant cette époque.

Les aimants ont un pôle nord et un pôle sud avec des charges équilibrées. Les contraires s'attirent et les pôles semblables se repoussent.

Cellules magnétiques :

• La perméabilité de la membrane cellulaire dépend essentiellement de la charge électrique de ses molécules. Le changement de charge sur la membrane détermine quels ions et particules peuvent la traverser.

• Les aimants fonctionnent en utilisant leur propre champ magnétique qui force l'action électro-bio-chimique des cellules à adopter un état de forte puissance ou homéostatique.

Les ions négatifs

Le monde est un gros aimant entouré d'un grand champ magnétique qui protège nos cellules de l'irradiation et qui est vital pour leur régénération. Cette action électro-bio-chimique des cellules est prouvée par le nombre d'ions négatifs et positifs contenus dans la cellule.

La pression physique, les rayons ultraviolets, les équipements électroniques, les téléphones portables, les câbles et les appareils électriques que nous côtoyons chaque jour chassent les ions et les radicaux libres dans notre corps. Les ions négatifs sont responsables :

• de la fatigue

• du manque de concentration

• des douleurs musculaires et articulaires

• des sensations de nausée.

Les ions négatifs plus abondants dans la nature : dans les plantes, les chutes d'eau, les orages et les forêts, contrebalancent la croissance des ions positifs.

Les Hologrammes :

Les hologrammes sont composés de fréquences qui répondent positivement lorsqu'elles entrent en contact avec l'énergie interne de votre corps et ainsi Ils visent à améliorer :

- L'équilibre

- La force

- la flexibilité

- l'endurance

- Le stress

- les désagréments du décalage horaire

- les enflures

- le mal des transports

Les chercheurs affirment que les hologrammes s'harmonisent avec le champ bioélectrique et réduisent l'électricité statique dans notre corps.

Guérir avec des hologrammes quantiques. Vous avez découvert comment le cosmos fonctionne dans son immensité. Examinons maintenant de plus près ce concept de thérapie holographique quantique.

Regardons de plus près

Un hologramme quantique est un résumé de qui vous êtes et de qui vous étiez. Ceci est votre certificat, votre CV et votre relevé de notes.

Il s'agit d'examens médicaux, d'analyses de sang, d'analyses d'urine et d'un rapport sur ce que vous consommez. Ils vous montrent les toxines chimiques, les niveaux de mercure et de plomb, les bactéries dans votre tube digestif et les vitamines dans votre corps. Ils vous diront si vous êtes ouvert à la guérison et si non, pourquoi.

Un hologramme quantique se compose de ce qui est et de ce qui devrait être. La différence entre les deux vient des interférences dans votre fréquence.

Que ce tableau soit correct ou non, il a à voir avec votre corps physique. Et ça se répète à l'infini. Votre hologramme quantique est comme la musique de fond de l'histoire de votre vie.

Si vous éprouvez des difficultés, la thérapie holographique quantique peut vous faire reculer. Il supprimera toutes les données malsaines, renforcera votre hologramme et le restaurera comme il se doit. Tous les dysfonctionnements disparaissent, de sorte que seules les données saines peuvent entrer dans le corps 3D. Ensuite, vous pouvez vous reposer sans vous blesser.

Les données se déplacent dans votre hologramme quantique d'une manière complètement différente. Ces influences incluent vos émotions. Ils sont toujours un facteur déterminant qui ne peut être supprimé. Les placebos sont utilisés à la place des médicaments pour tester leur efficacité réelle, et les résultats sont très puissants. Lorsqu'une personne utilise un placebo, elle utilise ses émotions pour résoudre positivement le problème

Cela lui apporte un sentiment de bien-être car il a téléchargé son hologramme. Cela peut paraître surprenant à un scientifique obsédé par la 3D, c'est la base de la physique quantique, qui sert à voir dans la multi-dimensionnalisé. Nous avons tous le pouvoir de changer nos hologrammes à travers les émotions. Lorsque nous ne sommes pas ouverts à la guérison, nous érigeons des barrières à l'intervention extérieure. Nous pouvons changer en acceptant des changements sains dans nos hologrammes et en les reprogrammant.

Le corps physique est conçu pour guérir. Grâce à une communication bidirectionnelle avec son hologramme, le corps tente désespérément de se guérir. Profitez d'une surcharge de graisse avec de la boue mince qui crée un canal entre votre corps et l'hologramme à cause de ces informations de va-et-vient. Et seulement après le début du processus de guérison, vous utilisez un antiacide dans l'estomac. Le pH de votre estomac, qui devrait être de 1, monte alors à 5. Ensuite, vous n'avez aucune chance d'obtenir des nutriments à partir de la mauvaise nourriture que vous mangez, et les restes sont bloqués par la constipation ou les intestins lâches, ou ils restent dans votre corps sous forme de graisse.

La plupart des gens savent ce qui est le mieux pour eux, mais ils l'ignorent tout simplement. Nous n'émettons que ce que nous mettons dans notre corps : malades ou en bonne santé, heureux ou désespérés, stupides ou sages. Nous voulons que ce soit facile, mais nous devons admettre que ce n'est pas toujours comme ça. Nous pouvons prendre de nombreux médicaments, si nous ne changeons pas nos hologrammes, nous sommes condamnés à toujours répéter ce qui nous rend malade.

Vous devez suivre un processus en six étapes pour découvrir ce qui se cache derrière vos expériences et ainsi découvrir votre vérité sur la thérapie holographique. Découvrez étape par étape ce que vous devez faire pour changer la réalité de votre vie tout en maintenant les fonctions vitales

Étape 1 : Préparez-vous au changement

La plupart des gens ne sont pas prêts pour le changement. Nous ne valorisons pas le changement, et même s'il réussit, nous ne durons pas.

Étape 2 : Motivation

Cela vous fait changer.

Étape 3 : Intentions

Si nos intentions sont positives mais que nous ne les écoutons pas, nous n'atteindrons pas la réalité favorable que nous souhaitons, nous devons donc identifier des intentions pour résoudre un problème spécifique. Les grandes personnalités ont de grandes intentions.

La plupart d'entre nous traversons des intentions sales, inconscientes, négatives, des intentions dans lesquelles nous entrons, ou pas du tout.

Dans la thérapie holographique, nous apprenons quelles intentions nous élèvent et nous dynamisent, et une fois que nous les avons définies, nous devons vérifier si nous les répétons.

Étape 4 : Modifier les schémas inconscients

Notre comportement, notre état d'esprit et notre perspective changent.

Étape 5 : Méthode de guérison

Qu'est-ce qui fait qu'une méthode de guérison fonctionne, que ce soit la double modalité, l'acupuncture, les herbes, la nutrition ou la respiration profonde ? Le dénominateur commun est le facteur énergétique. Une fois que cette énergie est dans votre corps, elle dynamise les énergies en dessous de leur niveau. Le résultat de ces méthodes est parfois étonnant, parfois nul. Comment ? Vous devez isoler le modèle exact qui se cache derrière le problème. Les fréquences inférieures à leur niveau peuvent être modifiées au niveau maximum. Pensez à une situation spécifique qui vous dérange et observez la réaction de votre corps à sa mention. Vous pouvez avoir une raideur de la nuque, une respiration courte et rapide et des étourdissements. Vous entrez dans un état d'énergie décroissante. Même la pensée abaisse les fréquences. Répétez cela quinze, vingt, trois mille fois par jour et vous tomberez malade dans la vieillesse, n'est-ce pas, c'est ce qu'on appelle "la vieillesse". La vieillesse est un état appauvri. Ce n'est rien d'autre. Et nous continuons à baisser nos niveaux d'énergie jusqu'à ce que le diagnostic dise "mort". En réalité, ce que nous sommes, ce que la vie représente vraiment, c'est le fait que nous élevons notre énergie à des niveaux de conscience de plus en plus élevés jusqu'à l'éternité. C'est le but de la vie. Nous ne sommes pas seulement sur terre pour nous nourrir et nous soigner quand notre énergie est tombée trop bas, comme beaucoup le croient.

Étape 6 : Déterminer quelles énergies doivent être changées

Apprenez à sortir de l'endroit où le problème dans votre vie est bloqué et comment restaurer ces fréquences à leur niveau maximum. Enfin, nous pouvons comprendre la manifestation de nos fréquences de vie, notre réalité 3D.

La fracture sociale entre les hologrammes et la manière dont ils sont manipulés est énorme. Certains sportifs, principalement des surfeurs, ne jurent que par l'efficacité de la thérapie holographique. D'un autre côté, beaucoup disent que c'est une science sans fondement, au mieux un placebo. C'est pourquoi vous devez faire des recherches pour vous renseigner sur les vertus des produits holographiques.

Voici deux thèses :

Selon les protagonistes, il faudrait oublier les tests "équilibre/muscle" recommandés par les experts. La vérification du bilan n'est pas une véritable "preuve". C'est plutôt comme un tour de magie.

Les sceptiques de la thérapie holographique affirment que le domaine de la biomédecine humaine est un mythe et ne repose sur rien de scientifique. C'est complètement faux.

Tant que les thérapeutes l'utilisent, c'est comme tout, il y a du bon et du mauvais. Chacun devrait faire ses propres recherches et suivre son instinct.

Méthode 2 :

L'Hypnothérapie

Nous savons tous que le corps a besoin des bonnes vitamines et minéraux pour rester en bonne santé. Cependant, il manque au tableau un élément important qui a été oublié.

 Notre système immunitaire et nos défenses ont besoin de repos et de positivité pour fonctionner au mieux.

Pratiquer l'hypnose pour améliorer votre corps vous apportera :

• repos régulier, profond et réparateur pour détendre le corps et l'esprit

• les meilleures conditions pour que votre système immunitaire fonctionne efficacement

• image de guérison positive

• une rupture avec le stress ou la maladie

• vous vous sentez bien quand vous êtes malade, fatigué ou même épuisé.

L'hypnose ne peut pas remplacer les procédures médicales, mais fait plutôt partie de votre programme pour obtenir une guérison rapide.

Alors complétez le tableau et donnez à votre corps et à votre esprit ce qu'il mérite de mieux pour prendre soin de lui.

Se Soigner Par L'Hypnothérapie

En bref, l'hypnothérapie est une méthode qui procure une profonde relaxation du corps et de l'esprit et qui utilise ensuite cet état pour introduire des idées ou des images dans le subconscient.

On évoque également une transe ou un "sommeil profond". Cet état est une réponse à une idée ou à une image dans sa forme contraire. Il est cependant impossible de prendre le contrôle de l'esprit, ni sa liberté. Principes de base

Un hypnothérapeute peut enseigner ou au moins guider quelqu'un vers les principes de base nécessaires pour contrôler l'état de conscience. Nous associons généralement les pensées et les sentiments à des réactions apprises et mémorisées à un événement particulier. Ils sont ensuite stockés dans le cerveau, dont le seul but est de se répéter automatiquement lorsqu'une situation similaire se présente.

 L'hypnothérapie est une méthode de manipulation de ces pensées en ajoutant ou en suggérant une réponse différente à un événement. Cet exercice ne doit être fait que pour une personne qui a atteint une relaxation profonde, voire une transe. C'est un outil très utile pour quelqu'un qui a vécu un événement très traumatisant et qui ne peut pas s'en remettre. Avec cela, il est également possible de séparer et de modifier la perception des choses et des personnes, en séparant la mémoire des informations avec lesquelles elle est liée. Les pensées sont alors remplacées par des pensées et des sentiments plus sains que ceux d'origine.

Dans la plupart des séances d'hypnothérapie, le corps est placé dans un état détendu afin que l'esprit soit plus concentré. Ensuite, certains changements dans l'activité des ondes cérébrales se produisent pendant la transe. Cet état d'esprit détendu est pleinement alerte et réceptif aux suggestions. Il est important de noter que certaines personnes répondent plus rapidement et mieux aux suggestions hypnotiques que d'autres.

Différentes formes d'hypnothérapie

Les méthodes médicales ne doivent pas toujours contenir des informations ou des traitements médicalement approuvés. D'autres traitements sont parfois reconnus et approuvés médicalement. L'hypnothérapie est l'un de ces traitements alternatifs médicalement approuvés et est efficace dans le traitement de la maladie.

Il existe essentiellement deux grandes catégories d'hypnothérapie : suggestive et analytique. Examinons-les en détail :

Hypnothérapie suggestive

Le thérapeute met le patient en transe et lui propose des instructions simples et faciles à suivre. Ces suggestions, instructions ou idées sont positives et viennent à l'esprit du patient dans le but d'améliorer une situation négative. Cette méthode est utile pour les personnes qui ne peuvent pas abandonner leurs habitudes nocives telles que le tabagisme, la drogue ou les activités répétitives, etc.

 Au cours de la séance, le thérapeute propose des options. Cependant, à moins que le patient ne soit en transe profonde, le traitement prendra plus de temps pour voir les résultats.

Hypnothérapie Analytique

Cette méthode nécessite plus d'engagement de l'esprit. Le thérapeute approfondit les pensées du patient pour trouver la relation de cause à effet du problème.

Les personnes qui ont vécu des expériences traumatisantes qui les ont laissées immobiles ont généralement besoin de cette technique. Le but est de traiter le problème physique qui cause la détresse psychologique.

Le taux de réussite de cette méthode est très élevé et les résultats sont permanents. Le patient est capable de comprendre la raison de sa réaction au traumatisme et il peut alors y faire face de manière plus positive. Cependant, plusieurs séances sont nécessaires avant que le résultat ne soit atteint.

Comment envisager une perte de poids avec l'hypnothérapie

La nourriture, cette substance sacrée, la tentation à laquelle peu peuvent résister... et c'est là que réside le cercle vicieux à l'origine de nombreux problèmes liés à l'obésité. Bien sûr, le moyen le plus populaire est avec un régime, mais c'est vraiment une épreuve difficile à vivre seul. Il existe de nombreuses raisons pour lesquelles les gens se tournent vers la nourriture pour se réconforter.

 Parmi eux, les raisons les plus évidentes de manger sont les habitudes alimentaires familiales, les humeurs et les émotions, l'ignorance de la nourriture, le manque d'exercice régulier.

Des méthodes telles que l'hypnothérapie ont montré des résultats étonnants dans le traitement des troubles de l'alimentation. En utilisant l'esprit du patient, tous les anciens mécanismes et associations avec la nourriture sont supprimés et remplacés par des alternatives plus saines. Le patient apprend également à renforcer son objectif en effectuant une autohypnose lorsque la tentation revient.

Bien qu'il puisse sembler étrange de penser que l'esprit possède son propre "langage secret", le comprendre et le maîtriser est la clé pour surmonter un trouble de l'alimentation grâce à l'hypnothérapie.

 Ainsi, au lieu de réagir à ces sensations de langage alimentaire, l'hypnothérapie propose des alternatives qui ne sont pas pires pour le patient, mais qui évitent de manger les aliments indésirables. Certaines personnes pensent encore que l'hypnothérapie n'aide pas les problèmes d'obésité. C'est l'hypothèse lorsqu'une personne ne dépend que de l'hypnothérapie pour perdre du poids. Idéalement, l'hypnothérapie devrait être associée à d'autres méthodes de perte de poids, telles qu'une alimentation saine et une activité physique.

Arrêtez de fumer ou d'autres mauvaises habitudes avec l'hypnothérapie

Briser une mauvaise habitude est très difficile, voire impossible, surtout si vous l'avez depuis longtemps.

Si on s'attend à le perdre comme ça, c'est une tentation si on n'utilise pas la bonne méthode. Plusieurs facteurs doivent être pris en compte pour que cette option fonctionne.

Arrêter de fumer ou d'autres dépendances en utilisant l'hypnothérapie s'est avéré efficace. La victoire de l'esprit sur la matière, aussi simple soit-elle, aidera une personne à ressentir de la peur ou de la douleur, mais elle ne peut pas fonctionner par elle-même si elle n'est pas correctement pratiquée. Idéalement, l'hypnothérapeute commence par analyser les différentes raisons qui ont conduit le patient à cette dépendance. Il peut s'agir d'ennui, de stress, de nervosité, de traumatisme, de problèmes, etc.

Une fois la ou les causes identifiées, l'hypnothérapeute apporte des idées ou des alternatives dans la transe afin que le patient prenne conscience du côté négatif du problème. Le subconscient s'ouvre alors et accepte l'introduction de nouvelles idées ou sentiments, suggestions ou observations liées à la dépendance.

Par exemple, le thérapeute peut suggérer les conséquences négatives du maintien de cette dépendance. En même temps, il recommande la pensée positive pour encourager le patient à se concentrer sur les avantages de se débarrasser de cette habitude.

Si un homme peut constamment utiliser cette suggestion implantée en lui, il pourra lutter contre le désir qui est à la racine de son problème, et alors la bataille est déjà sur le chemin du succès.

L'hypnothérapie est également une méthode qui ne nécessite pas d'autres médicaments. Il est également utilisé comme un outil supplémentaire pour aider le patient à lutter contre les dépendances.

Gérer son diabète avec l'hypnothérapie

L'hypnothérapie est connue pour être utile dans de nombreux domaines de la médecine. Il est parfois utilisé en complément d'un traitement en cours.

Un autre domaine où l'hypnothérapie est utile est le diabète. C'est une maladie grave qui demande beaucoup d'aide de la part du patient pour la gérer, la réduire voire la vaincre.

Pour certains, accepter le mode de vie restrictif causé par le diabète n'est pas une fin en soi. Le traitement peut être complété par de l'hypnothérapie.

Les séances commencent généralement par

l'induction de la transe, suivie de la présentation de diverses idées ou suggestions positives. Un domaine où l'hypnothérapie peut intervenir est le régime alimentaire des diabétiques.

En apprenant à contrôler son alimentation grâce à des suggestions hypnotiques, le patient acquiert la force de commencer à éliminer les aliments qui causent la maladie.

Il peut également aider certains patients à s'adapter, parfois même à éliminer, la dépendance à l'insuline. Cependant, tout cela doit être pratiqué avec l'accord d'un spécialiste.

Les patients qui doivent être amputés d'un membre infecté en raison du diabète peuvent bénéficier d'un soulagement émotionnel et physique.

Les conséquences psychologiques d'une amputation causée par le diabète peuvent être très douloureuses, alors les pensées positives de l'hypnothérapeute viennent au premier plan.

Grâce à l'hypnothérapie, le patient peut croire en des pensées, des idées ou des actions qui lui permettent de lever les obstacles à l'origine des déséquilibres négatifs provoqués par le diabète. Ces éléments apparemment impossibles sont plus facilement éradiqués grâce au contrôle et à la pratique constante de l'hypnothérapie.

Aujourd'hui, nous subissons beaucoup de stress, parfois inévitable, parfois non. Cependant, trouver un équilibre est très important car le stress peut entraîner des problèmes de médicaments ou de santé mentale et de graves problèmes de santé.

Notre objectif devrait être d'être sans stress, mais malheureusement, la plupart des gens sont tellement occupés par leur propre vie qu'ils ne voient pas les dommages que le stress fait dans leur vie jusqu'à ce qu'ils disparaissent.

Au fil des ans, l'hypnothérapie est devenue une méthode de traitement préférée pour de nombreuses personnes. Sa popularité en tant que traitement du stress est due au fait qu'il ne nécessite pas de médicaments pour montrer des résultats. La chose la plus importante est que l'esprit soit prêt à être ouvert et réceptif.

Les personnes stressées ont appris à utiliser avec succès l'hypnothérapie pour sauver leurs émotions, leur respiration et leur qualité de travail.

Grâce à cette technique, ils apprennent à se concentrer sur les éléments positifs de leur esprit en suivant un exercice préplanifié qui les aide à s'adapter au stress environnemental, à résoudre les soucis et à créer de nouvelles façons de gérer les problèmes.

L'hypnothérapie a montré des résultats remarquables dans la réduction du stress chez les patients qui l'utilisent régulièrement. De nombreux témoins ont déclaré se sentir plus forts et plus en contrôle non seulement de la situation elle-même, mais aussi des réponses et des réactions qu'ils ont reçues. Les situations stressantes affaiblissent la concentration et la productivité du patient, l'hypnothérapie peut aider à vider l'esprit et à se concentrer sur la guérison globale. La sensation de fatigue peut être atténuée par la méthode de l'hypnothérapie.

Maintenant, il a été prouvé que l'état de l'âme a un effet direct sur l'état du corps et donc aussi sur la santé générale d'une personne.

Cependant, les gens ne sont pas prudents ou conscients des conséquences que cela peut entraîner dans leur vie.

Aujourd'hui, les problèmes de fertilité sont devenus un problème médical courant pour de nombreux couples. De nombreuses études médicales ont clairement montré que ces difficultés sont liées au mental.

Au fil du temps, nous avons développé des croyances et des pensées négatives que notre cerveau était conçu pour accepter et leur a donc donné un faux sentiment de protection. La capacité de l'esprit à créer la réalité est si réelle qu'elle oblige à suivre cette pensée sans poser de questions. Pour changer cet état négatif, on se tourne vers l'hypnothérapie.

En matière de fertilité, les hormones sécrétées par le cerveau sont primordiales. Le but principal d'une séance d'hypnothérapie est de cibler les sujets qui sont nécessairement responsables de l'infertilité et en même temps de suggérer des pensées et des idées pour revenir à la perception originale, ce qui aide à lever les peurs, les obstacles et les mythes de la conscience et de l'inconscience. Esprit.

D'un point de vue scientifique, le lien entre les gènes et la fertilité est évident. Lorsque l'esprit n'est pas en paix, il active certains gènes, ceux-là mêmes qui facilitent la conception.

C'est là qu'intervient l'hypnothérapie pour renverser cet état d'esprit problématique.

L'utilisation de l'hypnothérapie pour calmer et détendre l'esprit contribue également au succès de la conception et à la fertilité humaine.

La plupart des gens recherchent des relations saines. Il existe de nombreux types de relations, et les liens que chacun crée dans une relation en tête-à-tête sont très différents et évoluent et changent constamment.

Le succès de ces relations dépend toujours d'une chose : l'état mental. Un esprit sain peut être vu dans le comportement, l'attitude, les objectifs et les choix de vie d'une personne.

L'hypnothérapie peut être utilisée pour résoudre des problèmes relationnels. C'est une façon de laisser quelqu'un identifier ses problèmes, ses idées qui ne remplissent plus son rôle, et orienter le processus de réflexion pour résoudre, changer ou au moins améliorer les choses. En résolvant ces problèmes avec l'hypnothérapie, vous pouvez entrer dans une phase de vie plus positive.

L'hypnothérapie peut vous aider dans les domaines suivants :

• identifier les domaines spécifiques qui affectent la relation

• évaluer la direction de l'interaction relationnelle

• abandonner les comportements qui affectent la relation

• entrer en contact avec votre "moi intérieur"

• supprime les éléments traumatisants antérieurs qui affectent la relation.

L'hypnothérapie peut être utilisée pour soulager le deuil. Les relations existantes peuvent souffrir si quelqu'un est incapable de terminer son processus de deuil. En permettant aux émotions négatives d'être retirées de la relation, une personne peut abandonner son chagrin et passer à autre chose.

L'hypnothérapie guide l'esprit dans un réseau de pensées positives jusqu'à ce que la personne retrouve le bonheur sans rester coincée dans la tristesse. Souvent, les gens sont incapables de nouer une relation saine à cause de quelque chose qui leur est arrivé.

Cette condition malsaine imprègne alors la relation et aggrave les problèmes. L'hypnothérapie permet à une personne d'isoler le problème et les sentiments associés et de l'empêcher de projeter ou de manifester ces mêmes éléments dans toute autre relation.

L'image populaire que nous avons de nous-mêmes doit être la meilleure qui soit, c'est elle qui pousse chacun à réaliser les choses les plus inimaginables. La taille de leurs créations est souvent une mesure de leur succès. Mais malheureusement, tout ne fonctionne pas ainsi.

Pour certains, vivre avec toutes ces attentes les fait reculer ou pire, se considérer comme des perdants. C'est ce qu'on appelle communément : une faible estime de soi. Avant d'en arriver là, certaines personnes réalisent qu'elles ont besoin d'aide. Ils veulent s'améliorer avec l'aide d'autres personnes.

Cette aide peut être apportée par l'hypnothérapie.

L'hypnothérapie peut aider une personne à identifier exactement ce qui la retient, l'amenant à trouver des excuses ou tout simplement à échouer, bouleversant son estime de soi.

Afin d'avoir une image de soi positive et confiante, l'hypnothérapeute encourage un état d'esprit allant des pensées négatives aux pensées et idées positives, quel que soit le défi ou la crise. Une image de soi endommagée peut-être le résultat de nombreux messages négatifs répétés que le cerveau reçoit. Pour soulager sa douleur, une personne a une image de soi et un mode de vie négatifs et utilise cela comme excuse pour justifier son état.

L'hypnothérapeute doit commencer par mettre le patient dans un état de relaxation avant d'entrer dans la phase d'apaisement pour générer des pensées positives qu'il doit suggérer au subconscient.

La certitude qu'il est aimé, respecté, reconnu est ce que le patient veut ressentir et accepter. Le processus est lent et difficile car vous devez effacer des années de négatifs et les remplacer par des positifs, mais les récompenses en valent la peine.

Le leadership est un concept que tout le monde veut expérimenter. Lorsqu'une personne est en contrôle, son corps et son esprit sont au même niveau optimal, ce qui se traduit par la confiance, le confort et l'efficacité, pour n'en nommer que quelques-uns. Cependant, perdre le contrôle conduit au résultat inverse.

Dans certaines situations, le contrôle est impossible en raison de circonstances atténuantes telles que la maladie, l'âge, etc. Mais parfois, ces conditions peuvent être modifiées, éliminées ou simplement en apprenant à utiliser certaines méthodes, outils ou même traitements. L'hypnothérapie est l'une de ces façons de résoudre les problèmes de la vie de chacun. Au lieu de laisser les circonstances dicter votre qualité de vie, vous pouvez vous tourner vers cette méthode thérapeutique pour améliorer votre situation.

L'hypnothérapie peut être utilisée pour faire face à des problèmes de visage et proposer des solutions pour aider une personne à les gérer car ils ont un effet négatif. Si nous choisissons d'ignorer ces facteurs, la qualité de vie diminue considérablement. Ensuite, il y a un retrait normal qui crée plus de négativité autour de la personne. Il est même possible que cette négativité affecte non seulement la personne qui a perdu le contrôle de sa vie, mais aussi son entourage.

Si vous ne contrôlez pas votre vie, beaucoup de mauvaises choses peuvent arriver. Sur le plan personnel, cela peut affecter la santé, les finances, les relations et même entraîner une prise ou une perte de poids.

L'hypnose ne ressemble à aucune autre. C'est comme se préparer pour une sieste sans dormir. L'état hypnotique nous offre la perception que nous sommes obligés de faire quoi que ce soit contre notre volonté. C'est loin d'être la vérité. Nous ne ferons rien qui ne soit pas facile pour vous.

L'esprit est vraiment ouvert aux visualisations. Plus vous laissez l'expérience s'enfoncer dans votre subconscient, plus elle affecte votre leadership. L'hypnose est un outil qui nous permet de voir qu'un objectif a déjà été atteint... un outil qui utilise tous les sens... la vue, l'ouïe, le goût, le toucher et la plupart de nos émotions pour nous faire sentir que notre objectif a été atteint. !

Visualisez le résultat final et transmettez les détails au cosmos, à votre esprit intérieur, à votre Dieu, quelles que soient vos croyances. Cela fonctionnera pour vous si vous le permettez.

Méthode 3 :

Les mantras

Pour le plus grand nombre d'entre nous, le mot "mantra" revêt une mélodie de mystère, et même de mysticisme. Mais si on le comprend et l'utilise correctement, il peut se vérifier à foison.

En fait, il est l'essence même de l'humanité et pourtant quand on l'exprime par des mots, il est relié à un pouvoir invisible. Ce pouvoir devient évident quand on le pratique sérieusement. Les choses conceptuelles le restent jusqu'à ce qu'elles soient exprimées oralement.

Découvrez le pouvoir de guérison des Mantras.

Ils étaient essentiellement pratiqués par les anciennes civilisations, même la Bible fait référence au pouvoir de la parole.

Il existe bien des explications à la complexité des mantras. Le fait de parler est censé produire une vibration physique. Si la signification derrière les mots est censée passer, alors la vibration apporte une énergie à ces mots.

C'est ainsi que le fait de coupler la parole à une influence mentale joue un rôle dans la création du "pouvoir" qui transforme l'intention en signification.

Il est largement acquis que les paroles ont un pouvoir mais pas que ce pouvoir est libéré voire magnifié seulement lorsqu'on les prononce.

En allant plus loin dans notre exploration des mantras, on peut faire plusieurs rapprochements avec la conscience humaine. Le corps humain se compose d'organes divers qui ont chacun leur propre fonction mais qui doivent œuvrer à l'unisson, pour permettre qu'une existence soit à son maximum. Ce système est chapeauté par plusieurs états de conscience qui peuvent être mis en évidence à tout moment.

S'aventurer dans le domaine des mantras peut s'avérer difficile, voire effrayant, mais c'est pourtant surprenant et enrichissant. On utilise également les mantras comme des outils de pouvoir. En d'autres mots, un mantra a le pouvoir de libérer l'esprit.

Tandis que son esprit s'ouvre et se libère lors de son exploration, un adepte des mantras peut plonger dans l'essence même de l'existence cosmique, tout en comprenant la vibration des éléments afin de s'éclairer.

Dans le fond, quand on fait référence aux mantras,

c'est en rapport avec le pouvoir de la parole ou du son donnés. Bien des paroles sont prononcées qui ont peu ou pas de rapport avec l'existence actuelle ni à ses conséquences.

Si on prévient une personne de quelque chose de façon verbale, et qu'on lui explique en même temps les conséquences, le sentiment physique ressenti n'est pas présent, il est seulement tacite. De la même façon, certaines paroles peuvent véhiculer exactement la même expérience mais leur pouvoir n'est pas suffisant pour sous-entendre les résultats.

Il est de notoriété publique que le fait de répéter un mantra peut générer un immense pouvoir. Ceux qui sont très au fait de la question témoignent de ce pouvoir inexpliqué mais néanmoins indéniable. Il peut se vérifier dans de nombreux domaines, comme ceux de la santé, des richesses, des relations amicales, etc., tout cela sous la seule influence des mantras, sous forme de chants psalmodiés.

On dit que chaque mantra est prononcé pour plaire à sa source originelle, telle qu'un sage ou un personnage historique. Toutes ces pratiques traditionnelles précèdent la parole écrite et amplifient le pouvoir de la parole parlée. On a aussi admis le fait qu'il s'agit d'une forme de méditation et d'intuition que l'on exerce pour aboutir à une certaine forme de réussite. Il existe un lien direct entre le son du mantra et les chakras situés sur tout le corps humain.

On dit que le pouvoir du mantra équivaut à celui du feu. Ce dernier est connu pour ses qualités destructrices mais aussi bénéfiques, tout comme celles d'un mantra d'une certaine façon. Le pouvoir d'un mantra peut s'avérer très destructeur et sapeur d'énergie s'il n'est pas exercé sous la surveillance d'une personne expérimentée. Mais étant donné que la plupart des praticiens n'ont pas encore atteint le niveau de l'illumination totale, il n'y a pas réellement de danger.

Quand vous entendez quelque chose assez souvent, il est probable que cela devienne une réalité dans votre esprit. Colportez une rumeur et au final, elle deviendra une vérité faussement acceptée. Voilà quel est le pouvoir de la parole dite, qu'elle soit cosmique ou non.

Faites une simple expérience dans le confinement d'une pièce calme. En répétant une certaine phrase assez longtemps et assez fort, vous développerez un niveau de conscience différent qui peut se manifester comme étant tout à fait réel dans votre esprit.

Le ton et l'émotion que vous mettez dans ce son répétitif variera en intensité. C'est quelque chose d'énervant, mais en même temps très réel et vrai.

C'est ainsi que de nombreux gourous actuels préconisent de répéter à haute voix un souhait, avec la ferme intention de le voir se réaliser. En fait, le seul problème c'est que certains le prennent pour argent comptant et qu'ils ne font aucun effort physique pour atteindre leur objectif initial.

Tandis que d'autres pratiquent la technique des mantras à son extrême, ce qui peut mener à des pratiques occultes. On ajoute des rituels ou d'autres manifestations négatives pour créer l'environnement désiré, à des fins d'intimidation et de contrôle. Bien évidemment, ce n'est pas comme ça que cela devrait être, mais c'est cependant courant.
Comme les incantations du mantra sont prononcées afin de créer des vibrations puissantes qui sont censées attirer les forces cosmiques, cette

puissance ne doit jamais être sous-estimée ni prise pour argent comptant. Même si on peut utiliser ses pouvoirs "externes" pour faire le bien, on peut tout aussi bien les exploiter à mauvais escient.

Le procédé de la guérison mystérieuse à la fois de l'aspect spirituel, physique et psychologique ne doit pas être surenchéri, ni remplacer un traitement médical pour traiter telle ou telle maladie. Il faut l'utiliser en complément pour obtenir une influence positive. En proposant une alternative aux pratiques médicales dominantes, le mantra apparaît comme une option possible. Pour parvenir à une pratique utile, il faut comprendre ses principes de base.

Le mantra permet de réaliser qu'il existe une puissance immense dans la parole parlée. Ce que dit la langue, l'esprit le croit, et en suivant les incantations des mantras, il est possible d'invoquer pour de multiples raisons leur énergie positive. Dans certaines civilisations actuelles, on pratique les mantras comme un rituel quotidien. Ils permettent de créer un état d'esprit positif pour faire face aux tourments que l'on rencontre chaque jour. Cet état d'esprit, induit par la pratique de séances quotidiennes de mantras, a prouvé sa grande efficacité envers ceux qui souhaitent contrôler leur stress ou le garder à son minimum. Il existe de nombreux mantras qui peuvent être chantés pour attirer l'énergie positive. La répétition de ces mantras crée des vibrations positives.

Des mots positifs prononcés régulièrement à voix haute et entendus en permanence peuvent aussi « nourrir » l'esprit pour transformer une mauvaise pensée en une bonne.

Pour ceux qui luttent contre une faible estime de soi et un manque de détermination, cela vaut la peine de pratiquer des mantras.

Tout cela est directement lié à l'esprit humain, donc en chantant régulièrement des mantras, vous pouvez "bluffer" l'esprit et le faire penser plus positivement.

Si on les pratique régulièrement, ils peuvent créer une réalité confiante dans votre esprit, qui transcendera par la suite vos actions et votre comportement. De nos jours, le monde est tellement rempli d'éléments et d'énergie négatifs qu'il n'est jamais inutile de découvrir des pratiques qui vous promettent de bonnes choses. Il est bien connu que la plupart des maladies du monde moderne sont liées à l'esprit d'une manière ou d'une autre. L'état d'esprit d'une personne devrait idéalement rester positif, car l'énergie qui en découle serait de nature positive.

L'utilisation des mantras en tant que telle est une approche qui peut être utile si elle est étudiée et parfaitement comprise. Découvrir les vertus de cette pratique, c'est découvrir une approche holistique de la vie en général.

Il existe aujourd'hui deux perspectives dans le monde médical. Certains thérapeutes recommandent l'utilisation de mantras en complément d'une thérapie en cours, estimant que l'énergie positive n'est pas nocive dans le processus de guérison. Il s'agit à nouveau du concept : "ce que l'esprit croit, le corps le copie". Par conséquent, si un mantra peut aider un patient à maintenir un état d'esprit positif, il a un impact énorme sur le succès d'une intervention médicale. Au pire, chanter le mantra permet à l'esprit de se concentrer sur les angoisses immédiates associées à la maladie. Dans certains cas extrêmes, les « gourous » peuvent changer un état de santé de négatif à positif pendant les séances de mantra. Bien sûr, il faut que le médecin soit hautement qualifié et que le patient veuille vraiment utiliser cette méthode pour se rétablir. Au début, il n'est pas toujours nécessaire de dire le mantra à haute voix car les guérisseurs peuvent le faire pour eux, mais avec le temps, les mantras sont toujours plus efficaces que si la personne les dit elle-même. Il existe de nombreux mantras de guérison sur Internet qui peuvent être utilisés en toute sécurité. La récitation de ces mantras évoque une énergie positive pour la guérison.

Nous avons exploré de nombreux domaines et réalisé de nombreuses réalisations dans notre recherche d'un moyen de mettre fin à la douleur. C'est un fléau que chacun de nous aimerait éviter à tout prix.

Dans une approche encore plus moderne du soulagement de la douleur, il existe de nombreux médicaments, exercices, qui se sont avérés efficaces. Idéalement, bien sûr, notre choix ne créerait pas d'effets spéciaux qui augmenteraient le stress de la douleur elle-même. En parcourant toutes les méthodes disponibles, vous pouvez trouver des mantras. En termes simples, un mantra est un mot prononcé à haute voix pour projeter une image positive afin d'améliorer une situation délicate. Beaucoup de gens admettent que l'esprit peut être "dupé" en lui faisant croire presque n'importe quoi, y compris l'absence de douleur.   Il existe de nombreux mantras spécifiques pour guérir certaines maladies. Si une personne les lit à voix haute et en continu, on pense qu'elles produisent une énergie positive à la fois dans l'espace autour de la personne et en elle-même. L'utilisation de ces mantras permet de contrôler voire d'éliminer la douleur, mais si les problèmes de santé sont très graves, la méthode des mantras ne doit être utilisée qu'en tant qu'aide et uniquement selon la prescription d'un médecin. Il est également recommandé de le pratiquer sous surveillance afin de ne pas provoquer d'anxiété chez le patient.

 Il existe de nombreux livres pour les débutants intéressés par l'utilisation des mantras. Ils évoquent des mots et des sons spéciaux qui doivent être prononcés assez fort pour s'attendre à des résultats positifs. Vous pouvez également vous documenter en ligne sans risque.

Avec quelques mots, la méthode des mantras est pratiquée en chantant ou en psalmodiant des mots spécifiques encore et encore jusqu'à ce que le niveau ultime d'unité soit atteint. Cette prise de conscience que nous ne faisons qu'un avec l'énergie positive qui nous entoure est l'essence d'un mantra.

Lors du chant d'un mantra, l'état d'esprit est essentiel. Il faut l'amener au calme et à la détente, pour commencer la séance.

La personne se détend et concentre son esprit, le "vidant" de toutes les pensées parasites et distractions qu'il contient, et ce pendant un certain temps.

Lorsque vous obtenez la clarté dont vous avez besoin, vous chantez le mantra et écoutez attentivement les mots, les sons, les tonalités et le volume qui le composent. Idéalement, atteindre cet état d'esprit devrait éloigner la conscience du patient des autres éléments négatifs et lui permettre de se tourner vers l'énergie positive. Il y a plus d'une façon de pratiquer les mantras. Le meilleur conseil est de choisir ceux qui ont déjà été testés. Avec une recherche appropriée, vous pouvez trouver des sons et des mots à chanter. Il existe des mantras très spécifiques adaptés à chaque situation.

Si vous avez un doute, si vous manquez de confiance en vous ou si vous avez peur de commencer la thérapie par les mantras, répétez simplement quelques mots positifs ou des phrases positives dans la langue de votre choix, ce qui conduira à des résultats tout aussi positifs et pourra encourager le débutant a continuer son initiation. Bien que ces pratiques soient principalement utilisées dans les civilisations bouddhistes ou hindoues, la Bible fait également référence au pouvoir de la parole.

On peut définir les mantras comme des sons à base d'énergie qui sont censés produire des vagues de pensée énergétique. Ces sons étaient fréquemment utilisés dans les rites guérisseurs anciens.On utilise les mantras comme des outils de pouvoir ou pour obtenir de la puissance. Chaque chose dans le monde est constituée d'énergie. On doit utiliser cette énergie pour soigner en utilisant des procédés ancestraux pour de meilleurs résultats.

Beaucoup de gens pensent que les syllabes d'un mot véhiculent de la puissance et doivent être utilisées fréquemment pour faire circuler différentes formes d'énergie. Les mantras peuvent être des sorts pour accueillir les dieux et accélérer le flux d'énergie.

Tout son ou mantra qui peut être chanté crée des vibrations physiques. Chaque mot a sa propre vibration. Si les vibrations physiques qui proviennent de la prononciation d'un certain mot sont bien intentionnées, les vibrations qu'elles produisent produiront le résultat souhaité. Les mantras utilisent des vibrations précises conçues pour obtenir le même effet précis.

On croit généralement que les mantras ont une origine divine. Parce qu'ils ont été découverts à une époque où la conscience était plus avancée, ils peuvent ramener la personne qui les lit à son état de conscience d'origine. Ces mots exacts sont utilisés par des civilisations guérisseuses très anciennes. La pratique la plus importante utilisant ces mots est le yoga. Ils sont utilisés pour soutenir le processus de guérison des maladies physiques et mentales.

Les mantras peuvent être utilisés de 11 manièrs différentes, mais voici les cinq principales :

• Au cours de l'ancienne pratique du yoga, le mantra est constamment répété.

• Le processus de guérison du yoga exige que le mantra soit chanté à haute voix, mais ce n'est pas obligatoire.

• De nombreux professeurs de yoga recommandent de laisser le mantra surgir de lui-même pendant la méditation sans se concentrer dessus dès le départ.

• Le yoga apprend aussi à répéter le mantra très rapidement pour s'en souvenir, mais on peut aussi le laisser venir à son rythme sans forcer. • Enfin, le yoga enseigne que la répétition d'un mantra peut être récitée ou non. Il est plus facile d'éclaircir vos pensées lorsque vous lisez, mais lorsque vous ne lisez pas, votre esprit vagabonde et fonctionne plus efficacement. Tant que les gens savent comment utiliser les mantras pour la guérison, cela maintient les anciennes pratiques en vie. Ces méthodes ne doivent pas être oubliées à cause de notre incapacité de perpétrer cet ancien art guérisseur.

Bien que l'utilisation des mantras ne soit associée à aucune religion particulière, on lui donne parfois des connotations religieuses. Ce devrait être une technique qui unit le corps et l'esprit et rassemble l'énergie positive pour corriger les problèmes directement ou indirectement.

Fondamentalement, cette technique encourage le patient à aller au-delà de l'activité mentale et à expérimenter lentement mais sûrement les étapes subtiles du processus de pensée. Idéalement, lorsqu'il atteint ce niveau, il prend conscience d'un bien-être profond, d'une sensation de paix dans le corps et dans l'esprit.

Lors de la pratique des mantras, on peut également envisager de donner des instructions verbales ou sonores spécifiques que l'esprit enregistre et transmet au corps. Cette méthode est utilisée pour arrêter l'état négatif du corps.

En mettant des idées positives dans une situation négative, l'esprit éprouve un certain soulagement du stress et cela l'aide à faire face à la situation avec plus de confiance. Idéalement, une personne devrait être dans un environnement calme sans distractions au début d'une séance de mantra. C'est indispensable pour un débutant. Pendant l'entraînement, le calme est la chose la plus importante.

 Pour qu'il soit efficace, la personne n'a pas besoin de comprendre chaque mot qu'elle prononce. Seule compte l'attente du résultat, qui évite la peine d'apprendre le sanskrit ou l'hindou. La meilleure façon de comprendre et de travailler avec le mantra. Chaque mantra a un effet spécifique sur le système des chakras du corps et crée un champ d'énergie puissant qui transforme tout en énergie positive.

Il est toujours bon de prendre le temps et l'effort d'inspecter les choses avant de les utiliser. Dans le monde sans limites d'aujourd'hui, il existe de nombreuses façons de communiquer avec les gens. Parmi les plus rapides, bien que vous n'ayez pas besoin de chercher une source d'information, se trouve Internet. L'abondance d'informations peut y être écrasante.

De nombreux sites Web sont dédiés aux mantras. Certains sont authentiques, d'autres non, il faut donc être prudent. Il y a aussi beaucoup d'expériences intéressantes à lire car elles permettent d'approfondir la question et la façon dont on la perçoit.

 Comme il existe de nombreuses façons de pratiquer les mantras, ainsi que différents peuples ou sectes qui les recommandent, il faut un certain temps pour comprendre les bases pour vous aider à faire votre choix.

Outre Internet, il existe d'autres sources d'information pour comprendre cette thérapie de guérison. Il existe de nombreux livres sur ce sujet presque mystique. Le matériel écrit retrouvé est parfois très ancien et très rare car transmis de génération en génération.

Mais plus l'information est ancienne, plus elle est probable, même si elle doit être en sanskrit. Mais il est plus facile de consulter des sources modernes comme les sites Web.

Enfin, il existe des forums qui font l'éloge des mantras au monde à travers la discussion et l'échange. C'est aussi un bon moyen de trouver des preuves d'observations et de résultats présentés dans des mantras.

Les gens recherchent toujours l'épanouissement dans leur vie. La plupart ne sont jamais satisfaits de ce qu'ils ont et sont toujours à la recherche d'une nouvelle meilleure trouvaille.

L'inconvénient de cette vie trépidante est qu'elle endommage à la fois le corps et l'âme. Le revers de la médaille est que les gens font constamment de nouvelles découvertes.

Les mantras sont une découverte qui vaut la peine d'être faite. Ils aident les gens à tant de niveaux et offrent de réels avantages. Comprendre le mantra est extrêmement important. Une fois que vous avez compris les bases, il est important de continuer.

La pratique des mantras aide à créer un sentiment général de bien-être entre vous et l'environnement. Dans les cas extrêmes, un mantra peut être utilisé pour capturer l'un ou l'autre sens sans qu'ils s'en aperçoivent.

 Un mantra peut complètement changer le côté intérieur d'une personne. En pratiquant cela, vous entrez en contact avec votre moi intérieur et votre énergie positive. Cette énergie positive peut être augmentée au profit de l'individu. Garder votre corps et votre esprit calmes et en harmonie est souvent impossible dans le chaos de notre vie quotidienne, mais cela peut être réalisé à l'aide de mantras.

Un praticien de mantra expérimenté laisse rarement ses émotions prendre le dessus. Le but du mantra est de permettre à une personne de contrôler ses émotions. Il calme généralement le corps et apporte la clarté mentale à un état où les explosions émotionnelles sont rares et indésirables.

Et précisément parce que les gens n'utilisent pas des techniques accessibles et simples, ils perdent la possibilité d'apprécier ce qu'ils ont dans le temps imparti. L'utilisation de méthodes alternatives comme les mantras de guérison peut avoir un effet vraiment positif sur votre vie. Cette technique vous donnera de nombreuses idées nouvelles et créatives pour résoudre les problèmes.

Utilisez tout ce que vous avez appris dans ce livre et commencez à pratiquer les mantras dès aujourd'hui.

Méthode 4 :

Le Pilates

La méthode Pilates est devenue une forme d'exercice très populaire. Il consiste à s'étirer, à maintenir l'équilibre et la souplesse. Ces principes sont similaires à ceux utilisés pour récupérer de problèmes orthopédiques.

C'est pourquoi le Pilates est généralement utilisé à la fois pour prévenir et corriger ces problèmes orthopédiques, mais pas seulement.

En fait, les athlètes professionnels de certains sports ont commencé à utiliser régulièrement le Pilates pour renforcer leurs muscles et développer leur flexibilité. On pense que cela peut les protéger des blessures et également améliorer leurs performances. Découvrez comment cette méthode peut améliorer votre corps et vous guérir de plusieurs façons. La méthode Pilates est un programme d'exercices inventé par Joseph Pilates pour fortifier les muscles, gagner en souplesse et être en meilleure santé. On pratique ces exercices sur un tapis ainsi que sur des équipements spécifiques.

Il s'agit d'exercices pour chaque partie du corps et

d'applications pour toute sorte d'activités. Créée au début du 20e siècle, la méthode Pilates était tellement en avance sur son temps qu'elle n'est devenue populaire qu'au début du 21e siècle.

Plus de 10 millions de personnes la pratiquent aux Etats-Unis et le nombre ne fait que croître chaque année.

La méthode Pilates se concentre sur l'engagement de l'esprit avec le corps pour effectuer des exercices qui sollicitent tout le corps. Tous ces exercices sont pratiqués en se concentrant sur la respiration et des mouvements corrects.

La méthode Pilates renforce le cœur, améliore l'équilibre, augmente la coordination et réduit le stress. Les exercices sont totalement sûrs et adaptés à toute personne âgée de 10 à 80 ans. Le Pilates met l'accent sur l'apprentissage de meilleurs mouvements et ses avantages se répercutent dans la vie de tous les jours. Le Pilates est utilisé dans les centres de conditionnement physique, les cliniques et/ou les centres de réadaptation pour améliorer la santé et le bien-être des clients récemment blessés. Avec de plus en plus d'adeptes, la technologie évolue pour répondre aux envies de chaque personne qui souhaite bouger avec puissance, légèreté et grâce.

Joseph Pilates a développé une technique conçue pour développer l'esprit et le corps. Ils sont la base de cet enseignement. C'est un lien important entre le corps et l'esprit. Il ramène notre esprit à la dérive dans notre corps et le recentre avec le travail en cours. C'est la base de notre vie et le rythme qui nous suit de la naissance à la mort. Dans la méthode Pilates, nous intégrons la respiration à chaque mouvement pour rester conscient de ce que nous faisons, améliorer le flux d'oxygène vers les tissus et augmenter la capacité pulmonaire.

Se concentrer signifie prêter attention à ce que vous faites, être présent et se concentrer sur la tâche à accomplir. Sans concentration, les exercices perdent leur forme et leur but. Pendant la séance, il est important que le client répète le mouvement autant de fois que nécessaire sans perdre sa concentration. Il vaut mieux répéter quelque chose parfaitement 5 fois de suite que 20 fois sans y prêter attention.

Le commandement signifie comprendre et

maintenir une forme, un alignement et un effort appropriés tout au long de l'exercice. Vous ne faites jamais un exercice Pilates sans forcer votre esprit à contrôler les mouvements de votre corps.

Dans la méthode Pilates, chaque mouvement part du tronc. Ce type d'exercice se caractérise par la construction d'un tronc solide, stable et flexible.

Il faut de la pratique pour comprendre la forme et le placement appropriés et être capable d'effectuer ces exercices efficacement. La précision est le résultat de la concentration, du contrôle, de la concentration et de la pratique.

 Comprendre, développer et maintenir un alignement et une forme appropriés sont des valeurs importantes dans la méthode Pilates. Avec la pratique, ces concepts deviennent une seconde nature et conduisent à une meilleure posture, un confort et des capacités physiques améliorées. Rythme et fluidité

Chaque mouvement de la méthode doit être fait avec rythme et fluidité. Cela réduit le stress local sur nos articulations et met tout le corps en mode harmonie. En fait, le Pilates est une question d'intégration : connecter le mouvement à une expérience harmonieuse de tout le corps, connecter le corps et l'esprit pour atteindre la clarté et l'objectif, connecter l'esprit et le corps pour créer une vie équilibrée.

Pour que le corps et l'esprit soient en harmonie, il est important de comprendre l'équilibre entre l'effort et la relaxation. Avec la méthode Pilates, on apprend à n'exercer que la force nécessaire pour réaliser correctement l'exercice, ni plus ni moins. Apprendre à relâcher les tensions inutiles de notre corps nous aide à retrouver légèreté et fluidité dans nos mouvements pour le restant de nos jours.

La méthode Pilates utilise de nombreuses techniques déjà connues qui permettent au sportif de récupérer. Ils sont basés sur le contrôle des mouvements pour éviter d'autres blessures.

 La méthode Pilates est un traitement doux qui ne provoque pas d'inflammation ni de symptômes excessifs. Les autres avantages de cette méthode comprennent une résistance accrue et une flexibilité améliorée.

 Il peut être pratiqué par tout le monde, quel que

soit l'âge et la condition physique : danseurs professionnels, gymnastes, footballeurs ou basketteurs, presque tous ceux qui souhaitent améliorer leur condition physique. Les exercices eux-mêmes augmentent l'endurance, la force, la souplesse et bien d'autres critères physiques, mais il est également bon de rappeler que le but essentiel de cette méthode est la rééducation. Les instructions de la méthode Pilates sont basées sur les instructions de rééducation orthopédique.

Les thérapeutes utilisent souvent le Pilates pour traiter les patients souffrant des blessures ou maladies suivantes :

•Les blessures à la cheville

•Les traumatismes ou arthroplastie de la hanche et du genou

•Les douleurs au dos et au cou

•La sciatique

• La maladie de Parkinson

•La Scoliose

•La Fibromyalgie.

Étant donné que de nombreux exercices ont été conçus pour les personnes qui ne pouvaient pas faire de gros efforts, cette méthode peut être utile pour les athlètes qui se sont blessés ou pour les adultes qui se remettent d'un traumatisme. En tant que méthode douce, les exercices de Pilates, s'ils sont effectués correctement, n'aggravent pas le traumatisme, mais donnent au patient plus de force et de souplesse. Aujourd'hui, de nombreuses personnes pratiquent des sports tels que la course à pied, le badminton, le golf ou le triathlon. Certains commencent à subir de nombreux traumatismes, d'où l'intérêt du Pilates, qui est un bon moyen de rééducation pour les problèmes musculaires et osseux. La méthode Pilates utilise une approche holistique de la force, de la mobilité et de la prévention ou de la récupération des blessures.

Le mouvement peut aider les gens à prendre conscience de leur corps, à étirer leurs muscles et à leur apprendre à lier le mouvement de la manière la plus efficace à travers plusieurs phases de mouvement.

Les principales blessures qui nécessitent la pratique de la méthode Pilates sont une hernie discale, des douleurs à l'épaule ou au cou. Vous devez vous concentrer sur l'activation musculaire. Il existe certaines idées fausses sur le Pilates, comme le fait que vous devez utiliser la méthode Pilates pour effectuer un mouvement Pilates et être capable d'effectuer tous les mouvements avancés de la méthode sur un équipement Pilates pour être efficace. En effet, moins il y a de matériel Pilates, plus l'exercice sera difficile car moins d'assistants sont nécessaires pour le réaliser.

En rééducation Pilates, différents équipements Pilates peuvent être utilisés dans différentes positions, selon le but de l'utilisation.

 Par exemple, la barre peut être utilisée pour maintenir une position neutre. Il étire efficacement les muscles centraux de la colonne vertébrale, qui sont nécessaires pour résoudre le problème de dos. Respirez et commandez. On nous a appris à inspirer par le nez et expirer par la bouche, en gardant les épaules et le reste du corps dans une position stable. Une bonne respiration devrait permettre de mieux contrôler le mouvement souhaité nécessaire à la rééducation. Par exemple, il faut apprendre à respirer correctement, se concentrer sur l'expansion de la poitrine et la contraction des muscles respiratoires de l'intérieur du corps, détendre et renforcer les muscles. Discipline posturale et rééducation. Pour éviter les blessures, il est important d'être pleinement conscient et de corriger automatiquement votre posture. Si vous avez la tête en avant ou un dos lordotique (arqué et très serré) ou cyphotique (arrondi), vous devez travailler les muscles tendus et faibles avec des exercices de Pilates qui vous montrent les corrections automatiques que vous devez pratiquer. 1 à 3 fois par semaine.

Activité et formation d'une activité spécifique. Pour améliorer les performances athlétiques du jogging ou du triathlon, il est nécessaire de pratiquer quelques exercices Pilates importants 2 à 3 fois par semaine : pont d'épaule, intérieur des cuisses et muscles du dos, natation pour améliorer le dos et les jambes. Travailler les obliques.

Les Pilates sont une combinaison d'étirements, de renforcement et de travail des muscles abdominaux. Ils sont extraordinaires pour prévenir les douleurs et les blessures dorsales.

Pré-Pilates est un travail préparatoire qui enseigne les bases de la méthode Pilates. C'est une façon saine et efficace d'utiliser le Pilates pour soulager les maux de dos chroniques.

De même, la méthode Pilates est efficace après les premiers traumatismes, cicatrise, étire et renforce.

Lorsqu'ils sont dispensés par un professionnel qualifié, les cours de Pilates sont efficaces pour l'entraînement postural qui prévient les rechutes. J'ai dit "professionnel qualifié". Vous devez vous en assurer.

Vous n'obtiendrez pas un soutien de base si votre cou ou vos épaules sont tendus. Lorsqu'il y a tension dans le haut du corps, tout le corps est décentré. Et vous n'obtiendrez pas d'abdos en position médiane.

Cette séance simple utilise un schéma de respiration spécifique et nécessite votre imagination pour changer de position. Cette technique libère les tensions musculaires inutiles et active le soutien musculaire profond.

Allongez-vous sur le dos. Pliez vos genoux, placez vos pieds sur le sol. Ils doivent être alignés avec le bassin. Attachez une écharpe ou une ceinture autour de vos cuisses juste au-dessus de vos genoux. Placez vos mains entre les côtés de votre poitrine et derrière votre dos pour obtenir la réponse. Imaginez votre poitrine comme un ballon. Pendant que vous inspirez, gonflez le ballon. Utilisez votre esprit pour souffler là où se trouvent vos mains. Essayez de bien visualiser cette image. Essayez également le ballon avec l'arrière de vos côtes.

Lorsque vous expirez, faites un long sifflement lent, comme si vous dégonfliez un pneu. A chaque expiration, imaginez que votre cou et vos épaules sont en cire. Ils sont décontractés mais adaptés.

 Commencez par imaginer votre cou. Au fur et à mesure que la cire s'écoule, regardez votre cou atteindre vos jambes. Et rappelez-vous, vous êtes toujours en train d'expirer.

Lorsque vous expirez, lorsque la cire coule sur vos épaules, vous avez l'impression que vos mains la répandent très doucement (tout comme vos épaules). Travailler à partir du milieu dos. Se détendre La cire commence alors à couler le long de la poitrine, du sternum aux hanches, descendant jusqu'aux jambes. Cela adoucira votre poitrine et vos côtes au fil du temps. Lorsque vous expirez, sentez l'avant de votre corps reculer.

 Une fois que le haut du corps a fondu et avant d'expirer complètement, tirez vers l'avant du bassin. Essayez d'utiliser plus d'intentionnalité que de force lorsque vous travaillez vos muscles. En Pilates, cela s'appelle "scooping" ou "nombril à la colonne vertébrale". Lors du draft, remplacez la force par une cible musculaire.

 • Enregistrez les consignes à écouter pendant la séance pour une meilleure relaxation et concentration.

 • Pas de pression. Tout est question de respiration et d'imagination.

• Nouez une écharpe autour de vos côtes. Cela donnera de la résistance à vos inspirations et positionnera vos muscles supérieurs.

 • Si vous n'arrivez pas à retenir votre souffle assez longtemps pour suivre les instructions du cycle, ce n'est pas grave. Respirez simplement et reprenez là où vous vous étiez arrêté. Vous pouvez développer votre capacité respiratoire grâce à l'exercice.

• Vous pouvez également utiliser ces techniques pour relâcher le stress et la tension dans le haut de votre corps.

Parmi la centaine de formes d'arthroses et de maladies associées, l'ostéoarthrose est celle qui prédomine. Aux Etats-Unis, environ 27 millions de personnes en souffrent.

L'ostéoarthrose est plus courante chez les adultes de plus de 65 ans, mais des personnes de n'importe quel âge peuvent être touchées. Elle survient chez les hommes de plus de 50 ans et les femmes de plus de 40 ans. D'après le Collège Américain de Rhumatologie, 70% des personnes de plus de 70 ans ont des radios qui montrent des signes d'ostéoarthrose.

Elle est provoquée par la rupture du cartilage d'une ou plusieurs articulations. Le cartilage est composé de 65 à 80 % d'eau, de collagène (des protéines fibreuses), de protéoglycanes (des protéines et des sucres qui tissent le collagène) et des chondrocytes (cellules du cartilage).

Le cartilage est un tissu dur mais glissant, il sert de tampon entre les os et les articulations, permettant aux os de glisser les uns contre les autres. Il sert également à amortir les chocs provoqués par tout mouvement physique. Quand on manque de cartilage, l'articulation s'abîme au point que les os se frottent les uns aux autres. Cela endommage les tissus autour de l'articulation (les muscles et les tendons), l'assemblage des fluides et provoque des excroissances osseuses (par exemple : les ostéophytes ou éperons osseux), causant de fortes douleurs chroniques, la baisse de la mobilité et le handicap. On connaît également l'ostéoarthrose en tant que maladie articulatoire dégénérative. Cette affection peut survenir dans:

- les doigts

- les hanches

- les genoux

- les pieds

- l'épine dorsale.

En s'appuyant sur des preuves radiologiques, on constate que les articulations interphalangiennes distales de la main sont celles le plus généralement touchées par l'arthrose, même si ce n'est pas toujours le symptôme typique de la maladie.

On peut pratiquer la méthode Pilates en utilisant un équipement Pilates lors de séances privées ou semi privées. Il existe des séances de groupe sur matelas dans lesquelles on n'utilise aucun matériel.

En fait, il y a trois sortes de matériels utilisés dans la méthode Pilates :

- le "Reformer"

- le "Cadillac"

- la chaise "Wunda"

Les exercices sur matelas consistent à faire des étirements des muscles du tronc et des hanches tout en augmentant la souplesse de la colonne vertébrale et des hanches.

La méthode Pilates est excellente pour les patients atteints d'arthrose qui fuient l'exercice physique car ils pensent ne pas en être capables. C'est une méthode douce - elle ne force pas sur vos articulations ni ajoute aucun poids sur les ligaments et le cartilage qui entourent vos articulations.

Cette méthode peut s'avérer très bénéfique pour la santé. Particulièrement pour ceux qui souffrent d'arthrose, car allonger votre corps par les mouvements Pilates peut même réduire vos douleurs. Les étirements assistent le flux sanguin et permettent d'apporter des nutriments aux muscles et aux tendons. De plus, une meilleure circulation peut également soulager les douleurs et les raideurs. Des améliorations subtiles dans votre position peuvent également atténuer vos douleurs.

Tous les exercices Pilates démarrent dans votre ventre, ils y restent et ils y finissent. Avant de commencer une séance, il faut apprendre à déplacer votre noyau et ce n'est qu'à partir de là que vous verrez les bénéfices des Pilates.

Si vous souffrez d'une affection chronique, vérifiez auprès de votre médecin qu'il n'a pas d'objection à ce que vous suiviez un programme Pilates. Il est vraisemblable que votre médecin vous encouragera plutôt que le contraire. Une fois son accord donné, laissez-vous guider par les règles des Pilates. La méthode Pilates est douce mais efficace, elle unifie

le corps, calme et libère l'esprit. Il peut vous aider à surmonter la fatigue, la mobilité réduite et la faiblesse physique.
Dans le cancer du sein, il peut soulager les complications telles que la douleur ou la faiblesse.

La méthode Pilates sous forme d'exercices nous est plus ou moins familière à tous. Il est membre du conseil d'administration d'un gymnase local. La pensée de quelqu'un faisant du Pilates évoque l'image d'un "paquet d'abdos" en plein milieu.

 Bien que le terme "Pilates" fasse partie du jargon commun, il n'est pas tout à fait clair. Cette méthode nous permet de lutter contre les effets du temps et de retourner à la Terre Mère. En fait, il s'agit d'un enseignement "à plusieurs niveaux" qui inclut la connexion corps-esprit, les schémas respiratoires, l'esprit clair et la facilité de mouvement.
  Certains prétendent qu'il a des qualités de yoga, et les effets immédiats d'une séance peuvent être ressentis même lorsqu'ils retournent à la voiture ou au magasin. Après une séance, certains disent se sentir plus légers, d'autres ancrés, d'autres enfin plus grands.

La plupart des exercices sont effectués sur le dos, le

ventre ou le côté pour isoler ou concentrer des muscles spécifiques. De plus, à chaque exercice on vous demande de vous concentrer sur votre respiration (inspiration et expiration) pour être en phase avec le mouvement. Cela vous permet d'oxygéner votre corps et de vous concentrer sur votre état physique et émotionnel.

Avec un tel plan d'attaque physique et mental équilibré, la méthode Pilates se rapproche de la médecine comme un véritable traitement pour les patients et apporte de vrais diagnostics, notamment pour la guérison du cancer du sein. De nombreux médecins ont reconnu les propriétés holistiques de la méthode Pilates, qui s'avèrent excellentes en traitement clinique ou à domicile. En même temps, il donne force, souplesse et confiance dans tous les mouvements du corps. Les médecins confirment que la méthode Pilates permet de stabiliser les muscles lors des étirements et d'augmenter l'autonomie dans les soins quotidiens (toilette, habillage, hygiène), les soins à domicile, etc. Voyons à présent comment la méthode Pilates peut aider les femmes atteintes d'un cancer du sein.

Se soigner après un cancer

•La méthode Pilates améliore le drainage lymphatique par une respiration profonde qui permet de ramener du fluide lymphatique au cœur.

•Par le biais d'exercices, elle renforce les muscles du milieu du dos. Cela donne une meilleure posture qui a souvent été altérée après une chirurgie du sein.

•On peut la pratiquer en séances individuelles dans le cas de fatigue, d'anémie ou de risques d'infection. De plus elle peut soulager certains besoins, car on peut la pratiquer debout, assis, allongé sur le dos, le ventre ou le côté.

•La méthode Pilates peut améliorer le rythme et l'équilibre entre les muscles du dos et des épaules car les femmes ont tendance à restreindre leurs mouvement des épaules à cause de la douleur ou une baisse de proprioception (comment savoir où se positionne le corps dans l'espace).

•Avec la méthode Pilates on met l'accent sur des répétions minimales d'un exercice, ce qui est parfait pour une personne qui risque un œdème lymphatique ou qui est tout simplement épuisé.

Malgré des améliorations qualitatives la plupart du

temps, les chercheurs sont toujours réticents à reconnaître la contribution de la méthode Pilates au rétablissement des malades du cancer du sein.

Une étude récente, même si elle est petite, menée par KS. Keays en 2007 et qui a été publiée dans la revue "Physical Therapy", a déclaré que la méthode Pilates améliore sensiblement l'abduction de l'épaule (mouvement du bras loin du corps).

Plus clairement, il faut entreprendre d'autres recherches pour prouver l'efficacité des Pilates. Cependant, des expériences au cas par cas continuent de s'avérer encourageantes. Peut-être pensez-vous que le Pilates vaut la peine d'être essayé. Puis-je aller à la salle de sport juste pour suivre un cours ? La décision appartient à vous et à votre médecin. La première étape consiste à défendre votre cause. Vous devez comprendre que la clé pour surmonter de nombreux effets secondaires et prévenir d'éventuelles complications est de prendre soin de vous. Cela signifie faire des exercices pendant la chimiothérapie, ainsi qu'après la récupération de divers traitements.

Discutez de votre souhait avec votre médecin.

 Discutez de vos expériences, de votre traitement et convenez ensemble que les Pilates peuvent contribuer à la guérison.C'est un long chemin vers la guérison, alors oui, suivre un cours de Pilates à un moment donné peut être un excellent moyen d'y arriver. En termes simples, au début du parcours, vous devez faire le choix de suivre un programme de rééducation qui intègre le Pilates à votre horaire de kinésithérapie.

Vous devriez travailler avec un médecin réputé qui traite les patientes qui se remettent d'un cancer du sein.

Il comprend les effets secondaires et les contre-indications à éviter, y compris tout signe de douleur. Ce type de thérapeute en réadaptation est qualifié pour ajuster, doser et personnaliser consciemment votre traitement. Il travaille selon les ordres du médecin et est entièrement responsable professionnellement car il est autorisé et éthique et ne travaille que dans la limite de ses capacités.

Assurez-vous de mentionner Pilates lors de votre consultation lorsque vous discutez de la possibilité de commencer la physiothérapie et l'ergothérapie.

Voici ce qu'il faut éviter, mais la liste n'est pas exhaustive :

• La chimiothérapie affaiblit la densité osseuse. Demandez à votre médecin une densitométrie pour vérifier la santé de vos os.

• Vous avez récemment subi une reconstruction mammaire. Votre ventre a besoin de temps pour guérir et vos muscles pour récupérer.

• Vous ressentez une douleur vive, immédiate ou constante pendant le traitement.

• Votre tension artérielle, votre respiration ont beaucoup changé

Il est tout à fait normal de ne pas vouloir reprendre une vie normale après un traitement contre le cancer. Vous ressentez le besoin de protéger la partie de votre corps qui vient d'être touchée. Vous savez à quoi vous ressemblez et comment vous bougez. Vous avez peur de vous faire du mal.

De même, les spécialistes de la rééducation et du Pilates savent qu'il est difficile de retrouver une activité après une longue absence d'exercice ou de mouvement. Ils pensent qu'il est préférable que les patients se remettent rapidement sur les rails, en particulier avec un programme Pilates personnalisé. Demandez à votre médecin et à votre thérapeute de vous guider et de vous aider à prendre des décisions qui vous rétabliront.

Une fois que vous vous sentez établi, les thérapeutes et les médecins peuvent vous référer à des instructeurs de Pilates. Vous devez commencer une étape à la fois et trouver un thérapeute qui sympathise avec vous et qui est responsable de votre santé. Il n'y a pas de praticiens Pilates répertoriés, mais si vous partez avec une envie précise et les bonnes questions, vous apprécierez rapidement une expérience saine et productive. À la fin de la journée, vous pouvez tirer vos propres conclusions sur la façon dont vous pouvez développer des habitudes saines avec l'aide de professionnels de confiance au cours de ce voyage.

Nous savons que la clé pour maintenir des habitudes saines est de profiter de la méthode que vous choisissez. Personne ne veut manger de la sciure de bois, alors on choisit des aliments sains, colorés, avec des textures différentes et délicieux. La plupart d'entre nous ne savent pas comment entrer dans un état méditatif profond lorsque nous sommes occupés, nous trouvons donc de petits rituels dans notre journée qui nous apportent la tranquillité d'esprit, comme une tasse de thé au lit ou un bain chaud. Dans la soirée

Les mêmes vertus doivent être appliquées lors de la guérison physique, mentale et émotionnelle d'un cancer du sein. Si vous n'avez jamais pensé que vous pourriez apprécier le Pilates, que vous le pratiquiez régulièrement ou non, si votre défi est de penser que vous pouvez l'adopter, pensez-y. Profitez-en. Et voyez où cela vous mène. Peut-être que cela fera partie de votre santé et de votre bien-être quotidien.

Pour profiter pleinement de la méthode, il est important d'en comprendre ses fondements. Vous trouverez ci-dessous les composants de base des exercices Pilates pour vous aider à comprendre ces éléments fondamentaux avant de commencer.

Il faut les pratiquer tous les jours pour s'échauffer et ils deviennent une seconde nature.

Le noyau/centre

Votre noyau, ou centre, est la ceinture musculaire qui entoure votre corps comme un corset. Ces muscles soutiennent votre corps et vous donnent une bonne posture. Ces muscles sont essentiels dans l'entraînement Pilates car vous devez initier le mouvement de votre tronc pour chaque exercice. Pour exposer vos muscles abdominaux, allongez-vous sur le sol et essayez de pousser votre colonne vertébrale à travers votre nombril vers le sol.

Faites attention à ne pas rentrer votre ventre si fort que vous ne pouvez plus respirer et que vos côtes dépassent. Le but est d'activer vos muscles abdominaux jusqu'à ce que votre ventre soit plat, mais encore faut-il pouvoir respirer normalement.

La colonne neutre

Le dos neutre est la position de départ pour votre dos car il met le moins de stress sur votre dos. Cela peut aller à l'encontre de ce que vous saviez, mais votre dos ne doit jamais être sur le sol lorsque vous vous allongez. Une arche naturelle doit toujours être maintenue entre le dos et le sol.

Les muscles du bassin.

Les muscles pelviens sont également importants pour votre équilibre de base car ils sont connectés aux muscles abdominaux : cela signifie que lorsque les muscles abdominaux sont actifs, les muscles pelviens doivent également être actifs. Lorsqu'ils se relâchent, votre posture s'affaisse, ce qui peut entraîner des maux de dos.

Etirement du cou

Une bonne position du cou est également importante pour éviter les traumatismes. Que vous soyez assis ou debout, imaginez que votre menton se penche vers votre cou et votre tête comme si une ficelle était tirée (si cela est fait correctement, votre corps prendra une position mécaniquement solide et stable).

Stabilisation des épaules

Beaucoup se plaignent de douleurs aux épaules et au cou parce qu'ils ne maintiennent pas l'omoplate dans une position statique lorsqu'ils lèvent les bras. Cela se produit tout au long de la journée lorsque les épaules sont relevées et que la tête reste en position au lieu d'être détendue. Dans les exercices de Pilates, les bras commencent toujours avec les épaules détendues sur le dos pour stabiliser les épaules.

Les cours de Pilates sont devenus si populaires qu'ils sont relativement faciles à trouver. On les trouve même dans presque toutes les petites villes. L'astuce consiste à les trouver. Même dans une grande ville, il faut savoir chercher pour trouver celles qui vous conviennent. Voici quelques conseils pour trouver des cours de Pilates où que vous soyez. La meilleure façon est de demander conseil à quelqu'un qui connaît le professeur. Si vous connaissez quelqu'un qui suit des cours de Pilates, ou si vous entendez quelqu'un en parler, demandez-lui.

Confirmez le nom de l'emplacement. Si vous obtenez des informations de quelqu'un qui l'a vécu, demandez-lui qui est son professeur préféré, ce qu'il aime ou n'aime pas dans ses cours et où il se trouve. L'emplacement est très important. S'il est trop difficile d'y arriver, n'insistez pas.

Vous pouvez consulter votre journal local pour des annonces de clubs de Pilates (bien que je les vois plus souvent dans les journaux gratuits) ou pour des dépliants contenant des informations sur ce qui se passe dans votre ville.

 L'avantage des annuaires est qu'ils contiennent les noms, adresses et numéros de téléphone de tous les cours de Pilates de votre région. Vous pouvez donc consulter la liste, les appeler et leur demander.

Les cours de Pilates sont offerts dans toutes sortes d'endroits. Bien qu'il soit agréable de trouver le bon endroit pour vous, vous pouvez trouver des instructeurs hautement qualifiés dans les gymnases locaux et c'est aussi un circuit intéressant, surtout s'ils sont proches de chez vous.

Demandez autour de vous et assurez-vous que l'instructeur est qualifié en Pilates (et ne se lancera pas dans le Pilates lorsqu'on le lui demandera). Enfin, vous pouvez effectuer une recherche sur Internet. La plupart des studios de Pilates sont en ligne et ils vous décriront leurs services. Si vous si vous êtes habile sur Google, vous pouvez également trouver une carte de votre région avec tous les cours de Pilates. Il est important de choisir un vrai instructeur de Pilates. Cependant, si vous ne trouvez pas de cours, il existe de nombreuses autres façons d'apprendre.

En résumé :

Une mauvaise posture, des problèmes de santé, des blessures aiguës et des entorses à répétition sont tous dus à des déséquilibres musculaires. Les muscles endommagés peuvent rétrécir et se resserrer ou, au contraire, s'allonger et s'affaiblir. Lorsque l'équilibre n'est plus la, les gens perdent leur vitalité musculaire et ont tendance à faire des mouvements incorrects. Certains muscles sont trop sollicités, d'autres pas assez. Nous ne nous soucions généralement pas de ce qui cause d'autres déséquilibres, entorses et douleurs. Avec l'aide de la méthode Pilates, vous pouvez réhabituer vos muscles pour travailler, apporter plus d'efficacité musculaire et apprendre à faire des mouvements appropriés. Le renforcement et la restauration musculaire ne nécessitent pas l'utilisation de poids ou de grands mouvements rapides, mais des gestes doux et progressifs qui permettent d'obtenir un très bon alignement du corps.

La méthode Pilates consiste en des mouvements contrôlés qui augmentent l'équilibre et la coordination tout en stimulant les muscles centraux stabilisateurs, y compris les abdominaux transversaux et les muscles du plancher pelvien. En effectuant des mouvements contrôlés dans la bonne position, ces exercices doux préviennent les microtraumatismes répétés. En même temps, ils demandent un vrai rapport au corps.

Méthode 5

La méditation

La méditation fait partie des thérapies alternatives éprouvées. Elle peut être classée dans la catégorie de la médecine psychosomatique.

Un nombre croissant de médecins prescrivent des médicaments pour abaisser la tension artérielle, améliorer la capacité d'effort, améliorer la respiration chez les asthmatiques, réduire l'insomnie, et plus généralement gérer les stress de la vie quotidienne en augmentation.

La méditation est un moyen sûr et facile d'équilibrer les facteurs physiques, émotionnels et mentaux. Simple en effet, mais tout le monde peut en bénéficier. La méditation de guérison n'a rien de nouveau. Le processus de méditation est un produit de différentes cultures à travers le monde. Ils sont profondément enracinés dans les pratiques de la grande religion humaine.

En fait, presque toutes les tendances religieuses pratiquent la méditation d'une manière ou d'une autre. Sa capacité à apaiser et à guérir les maux est connue et pratiquée depuis des milliers d'années. Comment fonctionne la méditation :

C'est médicalement prouvé.

La paix est un facteur important dans toute situation. L'accessibilité depuis l'intérieur ou les abords a toujours été considérée avec intérêt.

Parce que c'est si important pour le bien-être, la recherche s'est concentrée sur les moyens les plus efficaces de se calmer, d'autant plus si vous pouvez trouver une méthode totalement gratuite.

La méditation n'est pas seulement "gratuite", c'est une technique qui peut être pratiquée par n'importe qui, n'importe où, n'importe quand. C'est une façon de trouver la paix intérieure d'une manière positive et spirituelle. Elle est pratiquée pour créer un état d'esprit positif et paisible qui permet à l'énergie rayonnante de se disperser ailleurs. La méditation est également un moyen d'extraire et d'exploiter l'énergie positive de l'intérieur. Tout le monde traverse certaines étapes de la vie où la négativité domine. Si vous ne faites rien, vous risquez de rencontrer d'autres problèmes difficiles ou impossibles à résoudre. Il est très encourageant de découvrir que de simples techniques de méditation jouent un rôle dans la concentration de l'esprit. Grâce à la méditation, nous identifions les pensées négatives et les transformons en pensées positives et paisibles. Cela maintient notre existence aussi équilibrée que possible.

Vous devez être patient lorsque vous recourez à la méditation. Afin d'atteindre le niveau nécessaire pour donner à l'esprit la clarté dont il a besoin, nous devons développer la capacité de calmer à la fois le corps et l'esprit. Être impatient crée une pression inconfortable, ce qui peut entraîner un stress supplémentaire et avoir l'effet inverse.

La méditation est connue pour avoir de nombreux avantages, dont certains procurent la tranquillité d'esprit, le calme, le contrôle du stress, la santé et le bien-être.

Chacun devrait être capable de contrôler son stress de manière efficace. Cependant, et plus souvent que nécessaire, les gens laissent leurs sentiments immédiats contrôler leurs réactions, ce qui peut rendre une situation encore pire.

L'énergie négative est toujours présente, apprendre à la contrôler et à la transformer en énergie positive vaut vraiment la peine qu'on y réfléchisse

La méditation est une forme de contrôle du stress, qui permet de créer une énergie positive pour préparer (ou "réparer") l'esprit à avoir des pensées paisibles et calmes pour combattre les éléments extérieurs. La méditation donne à la personne un capital initial de contrôle qui lui permet de réagir face aux émotions. Une personne plus expérimentée dans l'art de la méditation peut augmenter ce capital à un niveau supérieur. Cela peut lui permettre d'augmenter sa faculté à modifier totalement son état d'esprit en le mettant sur une fréquence d'énergie positive quand il se trouve confronté à l'adversité.

Cela a pour effet de redonner aux gens le contrôle de leur vie et des situations qu'ils affrontent, en raison de leur capacité à changer leur état d'esprit face à ce qui peut leur arriver.

La pratique de la méditation est connue pour ses bénéfices dans de nombreux domaines. Puisque le stress est un facteur dominant dans les affections médicales négatives, la méditation est fortement encouragée. Moins de stress = moins de problèmes.

On pratique souvent la méditation pour tenter d'atteindre un état de spiritualité et de bonheur total. La capacité à nettoyer l'esprit de tout "chaos" et de relier le corps et l'esprit fait parvenir à une certaine réussite spirituelle.

La méditation aide également l'individu à développer un état de perpétuelle relaxation. Avec le temps, elle devient automatique chaque fois qu'une sensation de malaise survient.

La plupart des maladies ont pour effet secondaire un certain degré de douleur. Même avec des symptômes légers, l'esprit peut causer une douleur presque insupportable et compliquer le processus de guérison.

Certains médecins conseillent à leurs patients de prendre des médicaments pour contrôler leur douleur. Les séances de méditation confirment que les résultats obtenus aident les patients à se concentrer non seulement sur leur douleur, mais aussi sur les plus grands désagréments. Il existe plusieurs moyens basés sur la méditation pour contrôler la douleur. L'une consiste à vous montrer comment calmer et calmer votre esprit et vous concentrer sur chaque partie de votre corps, des orteils à la tête.

En atteignant cet état, l'esprit apprend à se concentrer sur la zone douloureuse et à communiquer avec le reste du corps. Certains méditant encore plus expérimentés entraînent leur esprit à libérer ou à bloquer la douleur et à se concentrer sur quelque chose qui peut ajouter de l'énergie positive à leur pratique.

Cette forme de méditation nécessite que le patient soit capable d'entraîner son esprit à cibler des parties spécifiques de son corps. Certains remettent en question l'efficacité de laisser votre corps vous dire qu'il peut faire disparaître la douleur d'elle-même.

Lorsque l'esprit devient complètement positif, il devient incapable de faire face à la douleur et aux blessures. Les crises de douleur sont très proches des crises de panique. Elles surviennent toutes deux quand on s'y attend le moins, et sont toutes deux pour le moins désagréables.

Dans certains cas, les crises de panique peuvent être extrêmes et faire perdre toute capaciter de mouvement et présence d'esprit, ce qui peut avoir des répercussions fâcheuses.

Apprendre à contrôler les crises de panique est un avantageux à la fois mentalement et physiquement pour quiconque en subit régulièrement. Comme le rôle de l'esprit est très important dans ces cas-là, c'est là-dessus qu'il faut se pencher en premier lieu.

Ce que l'on pense et interprète et comment, voilà la cause de la panique. Si la crise de panique s'avère intense, alors l'esprit la recevra également de façon intense.

Cependant, si on apprend une personne à gérer sa panique immédiatement, l'esprit suivra et elle commencera à la voir diminuer au fur et à mesure que les éléments seront contrôlés.

Ces techniques comprennent une visualisation mentale des fonctions du corps. Par le biais de la méditation, on enseigne à "influencer" les changements nécessaires pour améliorer la circulation sanguine, le rythme cardiaque, le système immunitaire en abordant le problème qui est la cause de la panique.

Comme les crises de panique sont souvent générées par les perceptions, la méditation éduque l'esprit à atteindre un certain niveau de conscience. Cette technique fait entrer en jeu l'acceptation, la connaissance et le lâcher prise de l'instant présent au lieu de se concentrer sur la conscience individuelle. En respirant profondément et lentement, tout en étant parfaitement conscient de cette respiration, cela éloigne la concentration sur la panique et permet d'accorder le corps et l'esprit.

La méditation est très utile pour contrôler la tension artérielle. Une technique de méditation populaire appelée Méditation Transcendantale est généralement couronnée de succès.

Ce type de méditation pour contrôler la pression artérielle a également l'avantage de réduire la dépendance à certains médicaments inutiles et autres traitements médicaux. La meilleure façon d'utiliser la méditation pour contrôler la tension artérielle est de pratiquer des techniques de respiration associées à l'union du corps et de l'esprit.

En effet, en « sentant » et « en entendant » ces respirations grâce à la Méditation Transcendantale, les éléments du corps sont rééquilibrés et la tension artérielle revient à la normale. Il est bien connu que l'état d'esprit influence le fonctionnement du corps. Relaxer votre esprit grâce à la méditation peut aider à contrôler votre tension artérielle. Les exercices de respiration induisent un état de relaxation profonde et stabilisent la tension artérielle.

Les hormones de stress qui se produisent au fil du temps et des circonstances peuvent être dissipées ou même éliminées par une pratique régulière de la méditation.

Au cours de cet état relaxant, de l'azote gazeux est produit dans le sang, ce qui régule la pression artérielle, et ce gaz aide à réduire les hormones de stress., pour rétablir l'équilibre chimique du sang, réduire l'acidité et maintenir la pression artérielle au maximum. La recherche médicale a montré que la technique de Méditation Transcendantale affecte le système nerveux sympathique, entraînant une chute de la tension artérielle due à un stress aigu.

En pratiquant régulièrement ce type de méditation, l'activité tensionnelle pourra contrôler son niveau.

En tant qu'alternative aux médicaments à long terme, la thérapie par la méditation offre une option sans risque.

La dépression est un autre domaine qu'il est intéressant d'explorer comme traitement ou comme thérapie.

La dépression est une affection très dévastatrice, d'autant plus que le patient a du mal à susciter la sympathie dans ce monde trépidant et en mouvement perpétuel. Souvent considérée comme une nuisance, la dépression peut devenir un problème incontrôlable si on ne lui trouve pas de solution.

Des médecins ont commencé à faire l'usage de la méditation en complément des médicaments prescrits au patient.

Comme il existe de nombreux types et niveaux de dépression, certains praticiens ne sont pas d'accord pour utiliser la méditation comme un outil pour combattre la dépression. Leur principal argument est que l'état dépressif provient d'un déséquilibre chimique dans le système psychique du patient.

Cependant, en comprenant la méditation, on peut réfuter cet argument. On peut modifier la raison d'un déséquilibre chimique quand l'esprit enseigne au corps à conserver un parfait équilibre, une paix parfaite ainsi qu'une parfaite harmonie.

En fait, il existe deux formes de méditation bien précises qui sont devenus très populaires pour traiter la dépression : la méditation pleine conscience et la méditation Metta Bhavana sont fréquemment utilisées pour des résultats indiscutables.

La méditation Metta Bhavana se base dans l'encouragement de l'individu à aimer lui-même et les autres. Par le biais de cette méthode, comprendre que l'amour de soi provient non pas des autres mais de l'intérieur de soi, permet à l'esprit de se concentrer sur la construction de la vérité.

Dans la technique de la méditation pleine conscience, on se concentre sur l'apprentissage de la respiration profonde et "ressentie" complètement, en amenant ainsi l'esprit vers le royaume de la conscience.

Ces deux méthodes relient le corps et l'esprit par l'énergie positive émise par l'état méditatif.

La plupart des gens passent leur vie entière dans les coulisses. Ils évitent tout ce qui nécessite une participation par peur d'être embarrassé ou ridiculisé.

Il indique une faible estime de soi, un manque de confiance en soi et possède toutes les caractéristiques d'un introverti.

Étonnamment, la méditation fonctionne également dans ce domaine. Cela peut vous rendre plus confiant. Lorsqu'il est pratiqué correctement, il transcende la réalité que des choses étonnantes et intéressantes commencent à apparaître dans votre esprit et augmentent votre confiance en vous.

Le but de la première étape d'une séance de méditation est d'atteindre un état de paix du corps et de l'esprit. Cela aide à créer la liberté d'oublier toute la pression, même si ce n'est que pour un moment. Une fois que vous atteignez ce niveau facilement, vous pouvez atteindre des niveaux plus profonds. À ce niveau plus profond, nous sommes encouragés à commencer le processus de contournement ou d'ignorance du négatif afin de nous concentrer sur le positif. Voir votre moi intérieur comme une personne paisible, dynamique, heureuse et libre est le prochain objectif. Au cœur de chaque personnalité se trouvent des traits positifs qui permettent à une personne de développer sa confiance en soi.

Enfin, dans la dernière étape, qui offre des possibilités infinies, grâce à la méditation, on peut regarder les problèmes et les échecs passés et accepter le fait que toute cette négativité n'a finalement pas d'importance.

À ce niveau, vous êtes capable de vivre et de fonctionner avec la confiance qui découle de l'attitude heureuse et insouciante qui se trouve au cœur de toute vie humaine.

Ceux qui se tournent vers la méditation pour renforcer leur confiance en soi commencent à voir les choses sous un tout autre angle et se débarrassent soudainement de problèmes complètement insignifiants.

Guérir le cancer par la méditation est quelque chose que la plupart des patients essaient en désespoir de cause. Heureusement, de nombreux médecins préconisent ce traitement. L'idée est d'embrasser et d'inclure des traitements sains pour le bénéfice du patient.

En plus de changer la vie des patients atteints de cancer, B. mangent plus sainement, font plus d'exercice et beaucoup commencent par la méditation. Comme il a été prouvé que cet état d'esprit a un grand impact sur l'équilibre du corps, avec l'aide de la méditation, nous atteignons une phase plus calme et plus positive de transmutation des éléments négatifs en éléments positifs. . La méditation, lorsqu'elle est pratiquée régulièrement et correctement, peut être très bénéfique dans le processus de guérison des patients atteints de cancer.

Certains médecins conseillent aux patients cancéreux de méditer sur leur maladie, étant donné que l'énergie positive libérée dans la lutte contre la maladie peut détruire les facteurs négatifs. On demande à ces patients de visualiser le traitement même au niveau moléculaire. Imaginer qu'un élément négatif soit détruit par un élément positif, c'est comme imaginer une armée dans le corps tuant réellement les cellules cancéreuses de l'ennemi.

Au cours d'une séance de méditation, être capable de voir dans votre esprit comment la chimiothérapie se déplace dans votre corps, tuant les cellules cancéreuses dans le processus, peut vous aider à avoir l'énergie nécessaire pour gagner la bataille contre l'augmentation. Les patients sont également encouragés à envisager de nouvelles cellules plus fortes et plus saines.

Plus le processus de guérison est positif et rapide, plus la méditation est efficace à mesure que le patient gagne en confiance dans la séance de méditation. La méditation peut être combinée avec une thérapie traditionnelle pour de bons résultats.

Faire une séance de méditation sur la respiration peut vous aider à sortir de la thérapie. Dans certains cas graves, l'utilisation d'un ventilateur est recommandée pour s'assurer que le patient reçoit l'air dont il a besoin.

La méditation respiratoire permet au patient de quitter le ventilateur.

La base de cette méditation se concentre sur les exercices de respiration et sur la perception des sons et des sensations provoqués par la respiration, afin que le patient puisse entraîner son esprit à s'adapter aux schémas respiratoires selon les besoins.

Comme tous les muscles, le diaphragme peut devenir « paresseux » s'il n'est pas utilisé de manière optimale. Grâce à la méditation, le patient est donc encouragé à imaginer que le diaphragme se dilate et se contracte jusqu'à ce que le résultat souhaité soit atteint. Ces exercices de respiration profonde ne sont efficaces que lorsque les séances de méditation sont effectuées régulièrement et avec soin. Les mouvements de respiration profonde et lente calment l'esprit et le corps.

Au cours de ces séances, la respiration dans les espaces pulmonaires augmente, l'oxygène est aspiré dans la circulation sanguine et le corps et l'esprit sont harmonisés dans la lutte contre les maladies respiratoires.

De nombreuses maladies respiratoires interfèrent avec la respiration à différents stades. Cela est dû au blocage. Respirer plus profondément et plus vite ne résoudra rien. C'est pourquoi la méditation respiratoire s'est avérée efficace.

Certaines maladies nécessitent des méditations respiratoires particulières. L'asthme, pour n'en citer qu'un. Même lorsqu'elles se manifestent par des affections physiques, des pratiques respiratoires saines s'attaquent au problème des états d'esprit émotionnels qui causent ces affections.

L'asthme bronchique est une autre maladie respiratoire qui peut être soulagée par la méditation respiratoire. Il ne guérit pas la maladie, mais il apporte certainement confort et soulagement du stress au patient. Parfois, les gens ont tellement hâte d'essayer une nouvelle chose ou la dernière nouveauté en vogue, qu'ils oublient que pour qu'elle soit bénéfique, il faut avant tout la comprendre, puis l'utiliser ou la pratiquer pendant un certain temps. Parfois, il faut du temps avant d'obtenir des résultats dignes de ce nom.

Dans l'enthousiasme, il arrive qu'on néglige les choses simples qui nous donneraient une meilleure qualité de vie, nous rendrait heureux, en meilleure santé ou pourraient nous guérir. La méditation est une de ces choses simples.

Elle ne nécessite rien de compliqué, ni même de religieux. Cependant, ceux qui souhaitent faire une quête plus profonde peuvent y trouver un sens spirituel. Bien entendu, pour fonctionner, il faut pratiquer la méditation de façon correcte.

La clé de la réussite réside dans le fait de pouvoir rester concentré durant toute la séance de méditation. Le niveau de concentration que la personne atteint lui dicte ses réactions et celles de son environnement. Il existe un niveau de concentration en dehors des évènements extérieurs qui s'ajuste à l'énergie interne, car l'énergie concentrée est plus forte que l'énergie réactive. La méditation, c'est l'art qui consiste à atteindre ce niveau de concentration. Elle est censée être le lien le plus proche qui puisse exister entre notre nature spirituelle et Dieu.

Quand on ne comprend pas l'importance de cette concentration, alors les problèmes environnants prennent plus d'importance. Il en résulte un déferlement d'énergie négative. Même si nous ne pouvons pas tout contrôler, il est possible, par le biais de la méditation, de contrôler notre état d'esprit et nos réactions. La méditation augmente notre niveau de conscience et renforce notre aura.

La méditation est un outil. Elle permet de combattre le stress, de fortifier notre santé physique, de soulager nos douleurs chroniques, de mieux dormir, d'être plus heureux, plus paisible, et de vivre ici et maintenant. À un niveau plus profond, la méditation est une porte vers l'inconnu. Elle peut nous aider à ressentir le mystère de notre existence.

Une fois que vous méditez, vous pouvez remarquer à quel point votre esprit est désobéissant. Je me souviens que cela m'avait pour le moins choqué ! Je pouvais voir mon esprit partout autour de moi. Des pensées profondes sur mon passé se bousculaient avec des pensées routinières à propos de ma liste de courses. Plus tard, j'avais pu constater que j'avais passé ¼ d'heure à courir encore et encore après des souvenirs douloureux. C'était comme me retrouver dans un film !

Donc, si vous commencez la méditation, ne vous battez pas contre votre esprit fougueux. C'est normal. Avec le temps, vous apprendrez à gérer vos pensées et vous trouverez davantage de clarté et de paix.

Méthode 6 :

La polarité

Quand notre énergie est en déséquilibre en raison du stress, alors nous développons douleurs et pathologies.

Le plus souvent, les blocages se manifestent par épisodes de façon subtile à dense. La thérapie de la polarité tente de découvrir ces blocages, de libérer normalement de l'énergie et de maintenir ce champ énergétique ouvert et souple.

Dans cette thérapie, on considère la santé comme le reflet du statut du champ énergétique, et on définit des techniques pour équilibrer ce champ pour être en meilleure santé. Le corps humain est composé de trois sortes de champs énergétiques :

De longs courants qui voyagent à travers le corps, du nord au sud ; des flux transversaux qui vont d'est en ouest ; et des courants en spirale qui partent du nombril et s'enroulent autour de lui.

Dans le domaine de la guérison, la thérapie de la polarité est particulière dans son exploration des différents aspects du corps humain (physique, mental et émotionnel). Elle cherche à parcourir l'intégralité du spectre humain, à travers son corps et son esprit : le corps est par nature configuré de façon à se soigner tout seul.

La thérapie de la polarité va dans ce sens. Elle peut prendre plusieurs formes, en ciblant l'intention fondamentale de soutenir le sens inné d'auto-guérissons du patient tel qu'il a été programmé.

La thérapie de polarité a été conçue par le Docteur Randolph Stone, qui a mené une enquête précise sur l'énergie, tout au long de sa carrière médicale. En retirant des données d'un grand panel de références, il a découvert que le toucher, le régime, le mouvement, le son, l'attitude mentale, les relations avec les autres, l'expérience de la vie, les blessures et les facteurs environnementaux avaient tous une influence sur le champ énergétique humain.

Comme cette thérapie se base sur la position de l'énergie face à tous ces facteurs, l'étendue de sa pratique est totalement englobante, et elle a des répercussions sur de nombreuses disciplines thérapeutiques. Il en résulte que la polarité a de nombreux liens avec d'autres pratiques de guérison ou de santé holistiques. Par exemple, on décrit dans de nombreuses études les aspects basiques de l'énergie humaine, à la fois anciens et modernes.

D'après les pratiques Ayurvédiques, la polarité fait intervenir les "3 principes et les 5 chakras" et on la définit comme la manifestation de l'ancienne Philosophie Hermétique.

On ressent la polarité comme la pulsation universelle de l'augmentation/contraction ou de la répulsion/attraction que l'on appelle Yin et Yang dans les thérapies orientales. L'énergie circule depuis une origine centrale - l'attraction. Les thérapeutes de la polarité utilisent ce phénomène naturel comme un moyen d'entraîner le flux énergétique.

En référence à la guérison, son prana (souffle) ou au chi, l'énergie critique, qui maintient le corps et la psyché en vie, en mouvement et en bon état de fonctionnement. Il existe deux façons d'acquérir l'énergie vitale du prana : en respirant et en se nourrissant.

L'esprit supérieur de la thérapie de la polarité l'a bien compris. Face à la maladie, aux produits toxiques et à la douleur, il nous est souvent conseillé de modifier notre alimentation, et de respirer de façon active.

Les types de modifications préconisées comprennent l'accompagnement : il faut consommer des produits frais, moins de graisses cuites, moins de mélanges compliqués et avoir la volonté de s'asseoir, de manger, et de faire attention à ce que l'on mange.

Les régimes "nettoyeurs" bons pour la santé ne comprenaient pas de nombreux articles que l'on trouve dans les supermarchés actuels. Les menus ne comportaient ni de produits surgelés, frits, pour le micro-onde, en conserve ou à réchauffer... Comme il le disait, il existe plus de 1500 maladies dont la base est la transgression de la nature. Par conséquent, en éradiquant la cause, de nombreux symptômes disparaîtront.

Si vous songez à habitudes alimentaires, en refusant de vous adonner à vos penchants inutiles, vous aurez un regard plus clair sur vos habitudes régulières : les chips réconfortantes devant la télé, la collation gratifiante du milieu de l'après-midi quand vous êtes en baisse d'énergie, votre tasse de caféine au lieu de vous reposer...

En considérant la nourriture à la façon de la polarité, on a un autre regard sur la nutrition occidentale. Si une formule vous convient et qu'elle ne vous a pas fait de mal, même si elle est largement considérée comme mauvaise pour la santé, vous la voyez plutôt comme quelque chose de bon.

Quand quelque chose nous semble bon, on a tendance à croire que si c'est un poison, c'est pour un autre. Nous avons tous en tête des images qui l'illustrent : manger une sauce épicée qui va vous créer des brulures d'estomac, ou celle de la personne toute maigre avec un faible taux de cholestérol qui mange 5 œufs tous les matins pour son petit-déjeuner.

Nous avons tous nos petites habitudes ou manières de manger différentes de celles des autres, qui bousculent notre routine comme par inadvertance, et nous les trouverions blessantes pour notre métabolisme. Si cela fonctionne pour vous, alors de grâce, ne le modifiez pas.

De la même façon, si vous travaillez avec des douleurs aux articulations, en étant dépressif, ballonné, fatigué, il est grand temps de penser à votre "stamya".

On définit le satmya comme une thérapie pour soi. Que ce soit un jus de légumes frais le matin, un mélange d'herbes pour booster votre métabolisme, préparer des "sels purifiants" au saut du lit pour se débarrasser des déchets de la nuit, ou encore ajouter des fruits et des légumes ou des céréales à l'alimentation, et diminuer les en-cas bourrés de sel.

La thérapie de la polarité est un bon mélange d'exercices reliant à la terre qu'il est facile de faire tout seul. Que ce soit contre l'asthme, l'arthrose, une faiblesse cardiaque, la constipation ou un rhume, c'est un bon remède pour tout ça.

Pour intégrer cette méthode à sa vie, il faut simplement être fermement déterminé à changer, se préparer à y arriver. Il faut y être vraiment prêt et ouvert.

Chacun de nos actes est notre karma, c'est ce qui détermine notre vie ici-bas. Soit nous en sommes le gardien, soit nous sommes inefficaces. Les penseurs cherchent à découvrir les causes, tandis que les médiocres ne font que les survoler.

Tout ceci nous donne un autre regard sur les causes, qui reposent au fond de nous, et non sur un quelconque microbe. Parfois, l'humanité a besoin de grandir et d'être responsable de ses actes. Nous sommes les seuls à pouvoir nous comprendre, à devoir nous débrouiller de notre personne et à chérir ce don qu'est la vie.

Une heure de thérapie de la polarité et un massage peuvent-ils faire baisser votre tension artérielle, diminuer vos risques d'avoir un cancer, améliorer votre efficacité cardio-vasculaire, réduire votre dépression, augmenter votre énergie et vous aider à mieux dormir ? La réponse est oui à toutes ces questions.

La tension et les maladies en rapport avec le stress ont pris des dimensions épidémiques dans notre civilisation actuelle. Les causes de mortalité les plus courantes dans le monde industriel sont passées des maladies infectieuses qui dominaient au début de ce siècle à des maladies chroniques sur le style de vie qui ont fait un véritable bond. Selon l'Association Américan Phychological, les travailleurs américains manquent en moyenne 16 jours de travail chaque année. La tension affecte tout le monde et les désagréments dus au stress sont fondés sur un assemblage lent de réactions au stress psychologique et physique tout au long de la vie. Le stress peut tout à fait devenir un meurtrier silencieux !

 Les effets les plus désastreux du stress se portent sur le système immunitaire. On l'a relié à la pathogénèse du cancer tout autant qu'aux disfonctionnements du système immunitaire tels que la fatigue chronique, la fibromyalgie, l'asthme, etc.

Le stress mène à des problèmes physiques ! Le système nerveux volontaire envoie des messages à nos muscles pour combattre ou pour disparaître. En réaction au stress immédiat, le système nerveux automatique, qui régit les fonctions involontaires du corps, vous prépare en envoyant un afflux sanguin dans vos muscles. Celui-ci ralentit la digestion, la clarté mentale et certaines de nos fonctions organiques. Nous avons également des réactions hormonales qui ont des répercussions hypersensibles sur le corps. Dans le fond, votre corps devient une machine militaire se préparant à l'attaque et fermant de nombreux fonctions organiques nécessaires à votre santé.

75% à 90% des consultations médicales concernent des problèmes liés au stress. La tension est liée à des maladies particulières et la recherche a mis à jour la relation entre votre bien-être et vos émotions.

Nous sommes nombreux à ne pas vouloir reconnaître le stress dont nous souffrons jusqu'à ce qu'il devienne un problème évident : mal de dos sévère, indigestion chronique, maux de têtes, rhumes à répétition, manque d'énergie et dépression fréquente. Quand on arrive à un déséquilibre physique et mental, alors cela devient un problème.

Le travail du corps est essentiel dans la thérapie de la polarité, car il nous permet de déterminer où le stress est localisé dans le corps. Il permet non seulement cela, mais il éduque le corps afin qu'il retrouve son équilibre avant que le problème ne soit trop important.

La recherche a démontré que la thérapie corporelle :

•permet une circulation correcte des fluides, y compris la lymphe, le sang dans les artères et les veines, les sécrétions glandulaires et l'élimination des toxines

•augmente la réponse musculaire par l'élasticité des tissus, en réduisant la fatigue musculaire et en boostant l'énergie musculaire

•régénère les fonctions des organes vitaux, la respiration et la circulation

•restore l'activité neurale, dont bénéficient les systèmes nerveux périphérique et central

•restore l'équilibre des reflexes

•régénère l'équilibre général.

La thérapie corporelle réinitialise nos mécanismes d'adaptation et restore un équilibre physique et émotionnel avant l'arrivée d'un problème majeur.

Chaque personne a sa propre interaction unique avec son corps et son esprit. La maladie est une interférence avec l'équilibre dynamique. On peut être en bonne santé si tous ces facteurs sont en harmonie. Le travail du corps, qui dynamise cette harmonie, n'est pas un luxe, il devient une partie essentielle de notre approche d'intégration vers le bien-être et la santé.

Par le biais de la polarité, on peut intégrer des développements de notre travail du corps : la polarité est vraiment l`art de se soigner par le toucher.

On pose simultanément les mains sur deux endroits du corps choisis à l'avance pour accélérer le flux et équilibrer l'énergie. Par le toucher, on crée deux pôles : d'où le nom de thérapie de la polarité. L'intelligence du corps sollicitée par le toucher et l'attention du thérapeute dissolvent tout ce qui bloque le flux énergétique.

Le thérapeute ressent le flux d'énergie à travers ses mains et le relâchement des tissus sous ses doigts. Simultanément, le client ressent des changements comme la disparition de la douleur et de la tension.

Il est important de réaliser que le thérapeute ne "fait" rien d'autre que le toucher.

Pendant les soins dispensés lors de la thérapie de la polarité, les patients constatent comment ils ressentent de façon personnelle le flux d'énergie. Les signes de base sont : des fourmillements dans les mains, une vibration, des pulsations au bout des doigts, des "ondes" circulant le long des bras.

Nous attendons que la sensation soit la même dans les deux mains et que la douleur que le patient ressent dans les divers points de contact se soit dissipée. En conséquence, il est simple de savoir combien on doit appliquer les mains à un certain endroit : l'expérience qu'a le thérapeute sur l'énergie et le corps du patient provient de ces données.

Pendant une séance de thérapie de la polarité, on effectuera plusieurs styles de contact pour aider le flux d'énergie à circuler. Cette variété est l'essence même de la thérapie de la polarité. On peut travailler sur l'aura comme sur le toucher guérisseur et la "réparation spirituelle", des techniques familières de la thérapie du Reiki, utiliser le mouvement pour tirer sur les tissus, comme dans un massage Shiatsu, ou encore faire des pressions appuyées comme dans l'acupression et la réflexologie.

Une fois le mouvement lancé, on gardera une main immobile tandis que l'autre se balancera sur le corps, jusqu'à ce que l'énergie circule. Le toucher sera appuyé de telle façon que le patient soit conscient de sa douleur, même si elle ne le domine pas.

On continue le toucher jusqu'à ce que le patient n'ait plus aucun résidu de douleur ou d'inconfort, ceci pendant que le thérapeute ressent le flux d'énergie. En effectuant le contact en mouvement ou par pression, le thérapeute termine toujours la séance par un contact léger, ce qui donne au corps le temps d'intégrer les phases.

En touchant des points de polarité, entre l'épaule et le coude par exemple, le thérapeute peut ressentir des mouvements spontanés dans les tissus. En accompagnant et en suivant de tels mouvements, le bras peut bouger vigoureusement pendant un moment puis s'arrêter soudainement.

Ce processus de "relaxation" peut survenir dans n'importe quelle partie du corps et procurer souvent un véritable soulagement de la douleur et de la raideur. Dans ces cas-là l'intelligence inhérente au corps du patient, en association avec le toucher et le savoir-faire du praticien, peut résoudre le problème, tandis que le thérapeute observe le tout de façon neutre.

Quand le contact est très léger, l'expérience peut être vraiment différente de celle du flux d'énergie identifié auparavant, par exemple, via la pulsation au bout des doigts. Particulièrement en tenant la tête, le patient peut avoir l'impression que l'on force lentement sur ses mains et qu'elles sont comme retenues par un souffle.

C'est une émission subtile associée au fluide cérébrospinal qui circule à l'intérieur des méninges du système nerveux central et qui équivaut à ce que l'on appelle "le courant de l'énergie ultrasonique de l'âme.

Dans la thérapie de la polarité, on trouve des lignes directrices indiquant où on doit placer ses mains dans tel ou tel cas. Voici quelques exemples :

Chaque élément a 3 points de contact particuliers sur le corps, 2 d'entre eux devant être utilisés pour équilibrer cet élément. Voici ces points de contact :

•Terre : cou, colon, genoux

•Eau : épaules & poitrine, bassin, chevilles & tendon d'Achille

•Feu : yeux, plexus solaire, cuisses

•Air : épaules, reins & colon, mollets

•Ether : l'éther se trouve dans les articulations.

On peut illustrer ces liens en constatant le soulagement des endroits douloureux dans la raideur du cou en les associant aux points de douleur sous les genoux (Terre), et le relâchement des cuisses serrées en les reliant au nombril – le point de contact du plexus solaire (Feu).

Les points situés sur chaque partie du corps, le coude par exemple, ont un lien de parenté. L'utilisation de ces données peut mener à un traitement vraiment efficace, que nous pouvons appeler le "dessus et le dessous".

On peut soigner les maux de tête en apposant une main sur l'endroit concerné et l'autre main sur le côté opposé de la tête. En même temps, tandis que le thérapeute ressent le flux énergétique circuler entre ses mains, le patient ressent un relâchement de l'intensité de son mal.

Dans un autre exemple, on peut calmer une blessure, le genou ou la cheville par exemple, en positionnant les mains de chaque côté. Le choc dû à la blessure s'en retrouvera déchargé, ce qui atténuera la douleur.

On a découvert un lien thérapeutique fort utile en appliquant le précepte que l'endroit contient le tout. Par exemple, si on superpose le corps tout entier sur le pied, le lien entre les parties du corps et ceux du pied s'éclaire, un fait bien connu des réflexologues.

Le thérapeute touchera dans le pied le point correspondant au diaphragme par exemple et il atteindra ainsi l'endroit du corps associé, par exemple le diaphragme derrière les côtes, dans l'attente que le courant énergétique et les tissus se relâchent.

Libérer en même temps le corps et le pied est bien plus rapide par le biais de la réflexologie qu'en travaillant uniquement sur le pied. Alternativement, on peut appliquer la connaissance des points de contact de polarité sur le corps en appuyant sur deux points dans le pied et en attendant un soulagement.

Le yoga de la polarité est un ensemble de règles qui travaillent au niveau énergétique. Ce type de yoga fait partie de la thérapie de la polarité et il se base sur les cinq éléments (la Terre, l'Eau, le Feu, l'Air et l'Ether).

Les exercices du yoga de polarité soutiennent la pleine expression d'un certain élément en dressant les zones du corps associées à cet élément, voire en utilisant le mouvement d'une qualité liée à cet élément.

Par exemple, les exercices relatifs à l'élément Terre ont tendance à être des postures immuables stables sur le sol, sans mouvements rapides. En contrepartie, les exercices relatifs à l'élément Air ont tendance à être mobiles et rapides, idiots et amusants, stimulant le chakra du cœur et les caractères joyeux.

De la même façon, on trouve des exercices spécifiquement centrés sur l'équilibre entre le cerveau et le système nerveux. Tous ces exercices ne font pas partie de la thérapie de la polarité. Certains d'entre eux appartiennent à un ensemble de règles appelées " gym du cerveau" qui est, comme on s'en doute, un exercice pour votre cerveau.

Si cela paraît applicable à votre séance, je conseillerai un exercice de polarité que vous pourrez pratiquer tout seul pour continuer de chercher votre équilibre dans un certain domaine. Le but est de vous donner le pouvoir de soutenir par vous-même votre santé et votre équilibre énergétique.

Vous n'avez pas besoin d'être fort ni extrêmement souple pour commencer à profiter du yoga de polarité. Les exercices ont été créés par des Occidentaux avant que le yoga ne devienne populaire, ils sont doux et faciles à suivre. Comme ils agissent sur le système énergétique, continuer à pratiquer les exercices donne de l'énergie aux zones concernées. Ils peuvent avoir des résultats étonnants, même si on ne les pratique que quelques minutes par jour.

La recherche autour des pratiques de la médecine énergétique est sérieuse. Les résultats de nombreuses études montrent que les thérapies énergétiques soulagent la douleur, accélère la guérison des blessures traumatiques, et ont des résultats positifs pendant une intervention chirurgicale, elles sont utiles dans les cas de cancers, d`arthrose, de fibromyalgie et de bien d'autres maladies auto-immunes.

En quelques décennies, les scientifiques sont passés de la conviction qu'il n'existait rien de tel qu'un champ énergétique dans le corps humain à une certitude absolue du contraire. De plus, la science est capable d'expliquer les rôles des champs énergétiques dans la santé comme dans la maladie.

La construction que l'énergie vitale doit circuler dans le corps d'une façon fluide tout en préservant une santé optimale fait partie de la science de la thérapie par la polarité.

Le fondateur de la thérapie par la Polarité précisait dans ses écrits que les champs énergétiques circulant dans le corps se trouvaient là où résident le cerveau et les émotions. Par conséquent, ce que nous vivons est directement enregistré dans notre champ énergétique et se répercute dans notre corps physique comme une structure, une forme et une fonction.

Qu'est-ce que cela signifie à notre échelle ? Peut-être voulons-nous simplement inclure à notre top 5 un thérapeute de médecine énergétique. Pourquoi attendre qu'une maladie nous tombe dessus ? Empêchons-la !

Chacun des organes de notre corps a son propre savoir et son propre fonctionnement et nous apporte les éléments énergétiques et les champs électriques que l'on peut découvrir via notre auto-conscience, la thérapie de contact et certains instruments de mesure. La prévention, ça fonctionne !

L'avenir de la médecine énergétique c'est de reconnaître que nos examens médicaux ne font qu'attendre le problème jusqu'à ce qu'il se manifeste dans notre corps : les tests sanguins, les frottis, les rayons X et les scans du cerveau. Quand nous découvrons que nous avons un cancer des os ou du colon, c'est déjà une catastrophe.

En étant concerné par les différents aspects des pulsations énergétiques et des programmes énergétiques dans notre corps, nous pouvons prévoir comment la maladie évolue et découvrir les problèmes à un niveau énergétique avant même que tout se déclare au niveau physique.

Quelle vision sur l'évolution de la maladie ! Les thérapeutes de la médecine énergétique peuvent aider le patient à ressentir les champs énergétiques altérés et localiser la racine et la raison de la douleur.

Dans la thérapie de la polarité, nous recherchons où s'est barricadée l'énergie et où les programmes de douleur ne sont pas ouverts aux mouvements d'énergie maximale. En exerçant des points de contact précis, ou en utilisant des techniques qui libèreront ces points douloureux, on fait revenir l'énergie à son taux normal et c'est ainsi que le corps se répare.

Les praticiens du yoga, tout comme du Tai Chi et du Qigong ressentent que l'on peut provoquer un sentiment de bien-être en étudiant les champs énergétiques du corps humain. En ayant une pratique quotidienne du yoga, par exemple, on peut éveiller sa conscience pour garder les lumières allumées et une énergie personnelle équilibrée.

Essayez une fois par jour. Asseyez-vous confortablement sur une chaise, gardez vos yeux fermés, frottez vos paumes l'une contre l'autre sans arrêt pendant une minute puis détachez-les lentement et gardez-les éloignées de votre corps. Respirez profondément tout en étant attentif à ce qui se passe entre vos mains.

Le processus de la connaissance énergétique n'est que la face émergée de l'iceberg qui pourrait faire fondre quelques-unes de vos idées démodées du traitement.

Méthode 7 :

La Psychothérapie

Avec de plus en plus de stress dans nos vies –
travail, catastrophes naturelles, difficultés de la
vie, événements financiers, maladie – nous
recherchons constamment de nouvelles façons de
trouver calme et réconfort grâce à une variété de
remèdes.

La psychothérapie est la plus populaire. C'est un
terme souvent utilisé pour décrire les différentes
méthodes de conseil que nous utilisons pour
améliorer notre santé et les problèmes auxquels
nous sommes confrontés dans la vie.

Au fil des ans, de nombreuses psychothérapies
nouvelles et très efficaces ont été développées et
largement pratiquées pour donner un nouvel
espoir aux défis auxquels nous sommes
confrontés.Ce guide de psychothérapie donne un
aperçu des différents types de psychothérapie
que les gens utilisent pour améliorer leur vie.

La psychothérapie est généralement administrée
à un patient par un psychologue diplômé en
médecine et implique la construction
expérientielle, le dialogue, la communication et
des interventions comportementales visant à
améliorer la santé mentale ou le bien-être
mental, y compris

l'utilisation de différentes méthodes basées sur des modifications. Cela peut nécessiter l'intervention d'autres praticiens expérimentés dans les domaines de la psychologie et de la médecine, tels que des psychiatres, des conseillers conjugaux, des hypnotiseurs et même des conseillers en santé mentale.

Dans de nombreux pays, les normes de pratique sont guidées par des comités professionnels de psychothérapeutes pour aider les patients à retrouver un niveau de vie acceptable.

La technique la plus utilisée par les psychothérapeutes est la conversation. En règle générale, les patients s'assoient et s'allongent confortablement dans une pièce et sont placés dans un environnement de traitement appelé « cadre ». Là, vous pouvez librement et confortablement partager vos pensées les plus personnelles sans crainte.

Un psychothérapeute essaie de parler au patient pour démarrer le processus de guérison. À l'occasion, il utilise d'autres formes de communication telles que l'écriture, l'art, le théâtre, la narration et l'écoute de la musique.

D'autres éléments peuvent être ajoutés au cadre selon les besoins. Comme un membre de la famille, un ami ou un collègue pour animer la séance. C'est ce qu'on appelle la consultation de groupe. Tout dépend du diagnostic et des circonstances du patient, qui peuvent affecter le type de traitement.

De nos jours, de nombreux types de psychothérapie ont été développés, améliorés et utilisés à des fins médicales. Il existe plusieurs centaines d'approches psychothérapeutiques ou écoles de pensée.

Il paraît que jusqu'aux années 80 il existait plus de 250 méthodes différentes. Avant 1996, on en comptait plus de 450. Le développement de nouvelles approches hybrides continue autour du large panel de fonds théoriques et de pathologies.

De nombreux médecins utilisent des méthodes basées sur les besoins de leurs patients. Avec le développement de nouvelles méthodes efficaces, des réglementations ont également fleuri pour contrôler la pratique de ces méthodes et assurer aux patients à la fois la sécurité et l'efficacité.

Si vous rencontrez un problème particulier, vous devez rechercher vous-même quel type de psychothérapie vous conviendra le mieux.

Voici certaines des psychothérapies les plus répandues :

La psychanalyse

La thérapie Gestalt

La thérapie comportementale cognitive

La thérapie expressive

L'hypnothérapie.

Dans la continuité, nous étudierons ces thérapies plus en détail.

Le comportement de l'homme est largement basé sur les émotions au lieu de la logique, et ceci, généralement de façon inconsciente.

Amener ces comportements jusqu'à la conscience provoque une résistance (sous de nombreuses formes).

Outre les facteurs génétiques, notre enfance influence notre développement.

Les conflits entre la vue consciente et la vue inconsciente de la réalité peuvent mener à la maladie mentale sous forme de dépression, d'anxiété, etc.

La libération des effets provoqués par la matière inconsciente se fait en l'amenant à de la matière consciente.

On en parle souvent dans les media, quand on voit quelqu'un allongé sur un divan qui se fait conseiller par quelqu'un d'autre.

On estime que dans les pensées exprimées oralement par un patient, ses associations libres, ses fantasmes et ses rêves, réside la clé de tous ses problèmes, et que l'interprétation de ses découvertes peut l'aider à conduire à leur résolution.

Le traitement peut commencer quand le patient est en totale confiance avec son psychothérapeute, pour qu'il l'aide à analyser ses problèmes. Le patient est complètement détendu sur le divan hors du champ de vision du psychothérapeute.

A partir de là, le psychothérapeute commence à interpréter les conflits inconscients du patient qui entravent sa vie de tous les jours. Grâce à la thérapie du cadre, il peut aider le patient à résoudre ses conflits en ramenant les perceptions distordues du patient à la réalité (perceptions remontant la plupart du temps à l'enfance).

Confortablement installé sur le divan, le patient est à même de se souvenir plus clairement de son passé et à expérimenter plus de résistance et de transfert, et il peut reconnaître ses pensées après qu'elles aient pris un autre aspect.

Parmi les problèmes que l'on peut résoudre par cette méthode, on trouve : les phobies, les compulsions, les obsessions, les déviances sexuelles et tout un panel de problèmes relationnels.

Le patient doit commencer par faire une séance préliminaire de psychanalyse pour voir si cela lui convient et également pour permettre au psychothérapeute de chercher le meilleur traitement pour lui.

La Gestalt-thérapie a été développée par Fritz Perls,

Laura Perls et Paul Goodman dans les années 1940 et 1950.

Les gestalt-thérapeutes aident les patients à se concentrer sur ce qui se passe maintenant plutôt que sur ce qui s'est passé dans le passé ou pourrait se produire dans le futur.

L'accent est mis sur la responsabilité individuelle et l'expérience du patient dans l'instant. On lui apprend à devenir plus conscient du moment présent plutôt que de prendre conscience de valeurs qui existent déjà.

Concept de base :

1) Point de vue phénoménologique

Ce concept aide le patient à comprendre ce qui se passe réellement dans le moment présent plutôt que de se rappeler des croyances et des expériences passées, améliorant ainsi les capacités cognitives du patient.

2) Perspective théorique sur le terrain

Cette théorie soutient que les rôles sont directement et sensiblement liés les uns aux autres, et qu'aucun des rôles n'est affecté par ce qui se passe ailleurs.

Les champs remplacent le concept de particules individuelles isolées. Une personne forme un champ dans son espace de vie.

3) perspective existentielle

La perspective existentielle se concentre sur la vie et les relations des gens, comme la joie et la peine. Elle affirme que les gens sont toujours en train de reconstruire et de découvrir les autres.

L'essence de la nature humaine ne se renouvelle jamais qu'une seule fois. Il y a toujours de nouvelles perspectives, de nouveaux problèmes et de nouvelles opportunités.

4) Dialoguer

Cette méthode est basée sur la relation thérapeute-patient. La Gestalt-thérapie permet aux clients de développer leur propre soutien pour le contact ou le retrait souhaité. Le mot soutien signifie ici énergie, corps, souffle, information, souci des autres, langage, tout ce qui peut provoquer un contact ou une répulsion.

Le support mobilise des ressources pour le contact ou l'examen. Par exemple, une personne doit respirer suffisamment d'oxygène pour maintenir l'excitation par contact. Le thérapeute initie un dialogue plutôt que de manipuler le patient à des fins thérapeutiques. Ce contact se caractérise par le souci des autres, la chaleur, l'acceptation et la responsabilité personnelle.

La thérapie comportementale cognitive provient du mariage de deux écoles sub-psychothérapeutiques : la thérapie cognitive et la thérapie comportementale émotive.

Les prémisses sont les suivants : nos pensées affectent nos circonstances, et non pas les événements extérieurs tels que les gens et les situations.

La thérapie comportementale cognitive a pour but de renforcer un patient en lui enseignant comment adopter des convictions positives en remplacement de ses émotions négatives, et ceci par le biais d'une approche systématique et axée sur l'objectif.

Des études ont démontré que cette méthode donne les résultats les plus rapides vers un "soulagement instantané". Cependant, il est nécessaire de suivre cette thérapie sur un long terme pour obtenir des résultats durables.

On peut utiliser cette méthode pour traiter de nombreuses maladies telles que le syndrome de stress post-traumatique, les déséquilibres alimentaires, la dépression, l'anxiété, voire les attaques de panique.

La thérapie cognitive.

Par cette méthode, on tente d'aider le patient à surmonter ses difficultés en identifiant et en modifiant ses pensées dysfonctionnelles, ses manières de se comporter et ses réponses émotionnelles.

Le thérapeute aide le patient à développer ses aptitudes à changer ses croyances, à identifier ses façons déformées de penser et de se positionner par rapport aux autres. En utilisant ces techniques, il sera alors à même de changer son comportement.

Le traitement est souvent non-pharmaceutique, et il se base sur la collaboration entre le patient et le thérapeute pour tester ses croyances et ses hypothèses, par exemple, en l'aidant à identifier comment sont déformées certains de ses questionnements non formulés. Une fois que ces pensées ont été défiées, ses sentiments par rapport à ces pensées seront alors plus susceptibles de changer.

La thérapie comportementale.

Il s'agit d'une théorie d'apprentissage dont le but est de traiter les psychopathologies par le biais de techniques sensées renforcer les comportements désirés et d'éliminer les comportements indésirables.

Par exemple, disons que vous avez peur d'aller dans des restaurants chics, où il y a de jolis verres à vin, car vous craignez d'en renverser un. Le thérapeute vous encouragera ou s'y rendra même avec vous et vous dira d'en renverser un délibérément. C'est ainsi que vous réaliserez qu'il n'y a aucun mal à le faire, et que cela effacera votre croyance limitative envers les verres à vin qui coûtent cher, et cela renforcera votre nouvelle croyance.

Par le simple fait de faire face à votre crainte, vous trouverez une issue significative à votre problème et ainsi, vous parviendrez à changer vos croyances et vos comportements passés.

La thérapie expressive.

Cette méthode est également connue sous le nom d'art-thérapie. Elle se base sur la création en tant que forme de soins. Contrairement à l'expression artistique traditionnelle, celle-ci se base sur le processus de création plutôt que sur le résultat final. Il existe plusieurs formes d'art-thérapies comme :

L'art-thérapie

La thérapie par la danse

La thérapie par le théâtre

La musicothérapie

La thérapie par l'écriture.

Par le biais de l'expression créative et en exploitant son imagination, le patient peut examiner ses émotions, ses sensations et son corps. On utilise souvent cette méthode en association avec d'autres méthodes de psychothérapie.

L'art-thérapie utilise également l'imaginaire, les contes, la danse, la musique, le théâtre, la poésie, le mouvement, le travail par les rêves et les arts visuels, de façon holistique pour renforcer la croissance, le développement et la guérison du patient. Il s'agit que les patients récupèrent leurs capacités humaines innées par le biais de l'expression créative.

L'Hypnothérapie.

On peut l'utiliser pour traiter un large panel de troubles tels que :

•la dépression

•l'anxiété

•les troubles alimentaires

•les troubles du sommeil

•les addictions

•le stress post-traumatique.

On plonge le patient dans un état de pseudo-sommeil qui lui permet de mieux atteindre son subconscient. A partir de là, l'hypnothérapeute peut suggérer de nouvelles convictions et façons de penser qui renforcent le patient. On appelle également ce procédé la suggestion.

Pendant la séance d'hypnose, l'état de relaxation lui permet de mieux penser et de réaliser de quelles façons ses comportements et ses convictions affectaient sa vie. Par le biais de la suggestion, en répétant de nouvelles façons de penser et de ressentir, le thérapeute ouvre la voie aux changements à adopter.

Il existe aujourd'hui des outils d'autohypnose sous la forme de cd ou de mp3 que l'on peut écouter pour se relaxer.

En résumé, de nombreuses formes de psychothérapie ont évolué au fil du temps et il existe maintenant un large éventail de méthodes pour traiter les maladies psychologiques.

Méthode 8 :

La cristallothérapie

La cristallothérapie ou guérison est une forme de médecine vibratoire. Des cristaux et des pierres précieuses doivent être appliqués pour faciliter la guérison.

Ces pierres précieuses sont dotées de pouvoirs spirituels et de guérison qui peuvent être combinés avec d'autres techniques. Prenez la pierre vous-même ou placez-la dans un endroit où tout le monde à proximité peut ressentir ses vibrations thérapeutiques. Les guérisseurs les placent sur le corps penché du patient pour équilibrer les chakras et l'aura.

Traitement utilisant des cristaux et des pierres précieuses. Tout d'abord, les cristaux sont placés sur des zones spécifiques du corps appelées "chakras".

"Chakra" est un mot hindi qui signifie énergie spirituelle. Selon cette théorie, le corps possède sept centres énergétiques majeurs, chacun étant affecté d'une couleur.

Certains guérisseurs par les cristaux utilisent des cristaux de la même couleur que les chakras pour augmenter le flux d'énergie du patient. Le rôle des cristaux est de guider ce flux d'énergie vers une certaine partie du corps et d'apporter un équilibre à l'énergie du patient.

En fait, on les utilise pour nettoyer le patient de l'énergie négative censée causer la maladie. Le fait d'extraire cette mauvaise énergie facilite la guérison du patient. On utilise les cristaux pour guérir les états physiques, mentaux, émotionnels et spirituels.

Les gens lambda ne vont pas seulement voir les "guérisseurs par les cristaux ", les infirmiers reçoivent également un enseignement pour les utiliser sur leurs patients. De plus, on peut porter les cristaux sur soi, ou les poser à côté de quelqu'un pendant son sommeil, parfois même dans le bain. On ignore qui a créé cette technique de guérison. De plus, cette pratique existe depuis des centaines d'années. Les gens utilisent des amulettes contenant des pierres magiques et précieuses depuis la nuit des temps (principalement dans les cultures orientales). Cette méthode fait à présent son chemin en Occident, plus particulièrement à des fins New Age et occultes. Les guérisseurs par les cristaux prétendent que ça fonctionne ; de la même façon il n'existe pas de preuve scientifique évidente qu'elles soignent vraiment. Simplement, certaines personnes témoignent qu'elles ont guéries ou qu'elles se sentent mieux.

Le monde scientifique a souvent considéré ces témoignages comme des placebos, de la pensée sélective, une forme de magie sympathique ou de l'encouragement collectif.

Les soigneurs par les cristaux préfèrent en général le quartz pour sa forme et sa couleur. De la même façon, comme les chakras ont des couleurs relatives à chaque partie du corps, ils placent un cristal d'une couleur correspondant à la couleur des chakras.

Les cristaux/pierres précieuses sont censés émettre des fréquences de vibration qui ont une forme stimulée, reliant le champ d'énergie de la personne et de la terre. On utilise les cristaux pour élargir ou réorienter le psychisme humain ou l'énergie cosmique en guidant l'énergie vibratoire. Pour le conserver, le cristal est plongé dans de l'eau salée ou recouvert de sel de table. Cela le protège des impuretés du "déséquilibre environnemental". Il est prouvé qu'il a besoin d'être rechargé et activé par le biais de différentes méthodes.

Un effort physique ou émotionnel extrême provoque toujours des effets débilitants, qui peuvent durer des heures ou même plus dans les cas extrêmes.

Dans une période tendue et stressante qui nous frappe de toutes parts : travail (ou manque de travail), proches, enfants, maladie physique, situation financière, tout cela nous pèse. Et l'esprit découvre tôt ou tard qu'il est en train de s'effondrer !

Heureusement, la lutte contre la fatigue peut être surmontée.

Il existe une liste de cristaux qui peuvent vous aider et vous donner le boost d'énergie dont vous avez besoin. Pour les cas de fatigue et en général, choisissez des cristaux qui entrent en contact avec l'élément Feu. Le feu est la personnification de l'énergie. De même, les cristaux de feu sont souvent gouvernés par le Soleil ou la planète Mars et sont le plus souvent de couleur rouge.

Mars est communément appelée la planète des guerriers. Combattre la fatigue vous oblige à penser comme un guerrier. Cependant, les cristaux de cette famille sont le rubis, le grenat, le jaspe rouge et l'ambre. La fatigue peut également conduire à la dépression et à l'insomnie, c'est pourquoi l'améthyste et l'aventurine verte rejoignent cette liste.

Le rubis est un cristal cramoisi gouverné par le feu et Mars. Ce puissant énergisant augmente la circulation sanguine, améliore l'endurance et vous apporte une toute nouvelle énergie. À utiliser pour le chakra sacré ou le chakra racine. Les rubis bruts sont beaucoup moins chers et sont idéaux pour ces traitements. Chargez-le avec un chiffon doux, essuyez-le, placez-le sur le rebord de la fenêtre et chargez-le avec la lumière des étoiles la nuit.

Le grenat est un cristal de couleur grenat rouge qui est également gouverné par le feu et la planète Mars. Il se fixe au chakra racine, améliore la circulation et apporte de la vitalité là où elle manquait. Cette pierre de confort peut être portée sur le corps ou dans la poche (comme toutes les autres pierres) et peut être rechargée même dans les nuits les plus sombres.

Le jaspe rouge est la "pierre du guerrier". Rouge comme les rubis et les grenats, ce cristal est gouverné par le feu et la planète Mars. Il est important pour l'endurance car il augmente le flux sanguin et donne à notre système une énergie très puissante. Il est associé au chakra racine et peut être rechargé à la flamme de bougie rouge.

L'Ambre, qui contient les fragments fossilisés de résine d'arbres anciens, est associée au Feu et au Soleil. C'est une pierre ardente, d'un orange-doré, qui recharge votre énergie en éveillant en vous des sentiments bénéfiques. Si vos émotions sont faibles à cause d'une surcharge émotionnelle, posez de l'ambre sur votre plexus solaire ou sur votre chakra sacral pour rééquilibrer vos tensions émotionnelles. On peut recharger l'ambre en la plaçant sur un bord de fenêtre ensoleillé.

L'Améthyste est un cristal apaisant destiné à ceux qui endurent une fatigue inextricable due à une surcharge émotionnelle. Cette pierre violette est régie par l'élément Air et la planète Jupiter. Elle est réputée pour son pouvoir guérisseur en cas de fatigue émotionnelle, d'insomnie et de maux de tête. Elle équilibre le niveau de glucose dans le sang et elle a également le pouvoir de recharger les autres pierres. Apposez-la sur le chakra de votre front ou sous votre oreiller durant la nuit. Bien entendu, elle peut également être portée sur soi. On la recharge en l'exposant au clair de lune car il ne faut pas l'exposer à la lumière du soleil.

L'Aventurine, de couleur verte, est un cristal merveilleux pour éloigner la négativité, augmenter l'optimisme et faire des projets plus bénéfiques. C'est une pierre stimulante douce, mais elle peut aussi apporter du peps à la vie. C'est une pierre de Terre, régie par la planète Mercure. L'aventurine s'utilise sur le chakra du cœur pour apaiser les accès de panique et de nervosité apparentés à la fatigue émotionnelle. On la recharge en la plaçant au milieu des feuilles d'une plante verte durant la journée.

Certains d'entre vous peuvent se demander pourquoi les éléments et les planètes ont des noms qui ont des descriptions de pierres. Chaque élément - Terre, Air, Feu et Eau - et chaque planète - du Soleil à Pluton – correspond à des énergies, des émotions, des vertus, des couleurs, etc.

Le Feu, par exemple, est associé à la couleur rouge et utilisé pour la puissance physique, la protection, l'énergie et le courage.

L'Eau est bleue et utilisée pour soigner, détendre, reposer et pour ses pouvoirs psychiques.

La Terre est associée à la couleur verte et on l'utilise pour l'ancrage, la paix, la fertilité, l'argent et le jardinage/agriculture.

L'Air est jaune et c'est le symbole de la communication, des voyages et de tout ce qui a trait à l'intellect.

Nous avons mentionné Mars, le Soleil, Jupiter et Mercure. Mars s'associe au courage, à la passion, à la protection et à la force, cette planète est régie par la couleur rouge. Le Soleil se rapporte au pouvoir physique, à la protection, à la guérison et au succès, sa couleur est l'or ou le jaune. Jupiter, c'est pour la méditation, la spiritualité, la réussite et la connaissance psychique, sa couleur est le violet. Mercure régit la communication, la sagesse, les études et les voyages, sa couleur est le jaune.

Voici autre chose qui peut vous servir de remontant par un après-midi épuisant. Vous avez déjeuné, c'est le début de l'après-midi et vous vous préparez à faire une petite sieste. Ce moment peut être adouci par vos cristaux, plutôt que d'ingurgiter de la caféine ou des sucreries.

Les cristaux qui vont vous remonter sont le Rubis, l'Ambre et oui, la Jaspe Rouge. Le Rubis et l'Ambre sont des cristaux qui rechargent et boostent votre système. Vous pouvez également utiliser l'Aventurine, qui apportera un peu d'optimisme à votre cocktail.

Et si vous avez du mal à dormir ? Vous êtes si épuisé, vous pensez que vous pourriez dormir une semaine entière, mais votre esprit n'arrive pas à se déconnecter. Une tasse d'infusion de camomille ? De la musique relaxante et un peu de méditation ? Faites donc.

Le Quartz Rose et l'Améthyste vous apporteront eux aussi un sommeil plus reposant si vous les mettez sous votre oreiller. Ce sont des pierres apaisantes qui calment les cerveaux surchargés. On peut aussi utiliser l'Agathe Bleue qui, si vous la tenez dans votre main, relaxera tout votre corps. Elle améliorera la qualité de votre sommeil, tout comme le cristal iolite, qui calme aussi les maux de tête, la fatigue oculaire et la tension mentale, en détendant les nerfs surmenés.

Donc, que vous soyez un coureur de fond ou simplement un coureur du dimanche, j'espère qu'un ou plusieurs de ces cristaux vous aideront à combattre votre fatigue et vous apporteront sérénité et énergie.

L'améthyste est une pierre souvent utilisée par les guérisseurs en raison de sa capacité à recentrer l'énergie. Un guérisseur porte généralement plusieurs bijoux sertis d'améthyste en argent, notamment sous la forme d'un collier.

La personne sous traitement doit tenir l'améthyste pendant le traitement. Un guérisseur place une autre améthyste sur la partie du corps qui a besoin de guérison, généralement le cœur ou les poumons.

Elle est utilisée pour les problèmes sanguins et respiratoires. On emploie des bouts d'Améthyste pour conserver l'air et l'atmosphère propres et positifs.

Ces morceaux ou fragments d'Améthyste déposés devant une fenêtre ensoleillée la plupart de la journée ont un effet très bénéfique car ils chassent toute la négativité du foyer. Exposez-les à la lueur de la lune, et chacun se sentira moins agité. Utiliser une améthyste pour la méditation élargira positivement vos sensations spirituelles. L'améthyste aide à chasser les peurs et les addictions. Elle est également fort utile pour soulager les maux de tête. Pendant une séance de méditation, tenez une améthyste dans chaque main. Ce cristal est parfait pour améliorer votre contemplation, car il procure de meilleures visualisations.

Mettez quelques améthystes dans une pièce où règnent souvent la tension et la colère, ou une forte activité professionnelle. C'est une pierre de paix qui procurent et harmonise amour et bonheur à tous ceux qui s'en servent.

Si vous vous découvrez une addiction à quoi que ce soit, et que vous avez du mal à la vaincre, l'améthyste peut vous aider. Tenez une pierre, demandez-lui d'écarter l'envie et profitez du pouvoir de cette pierre. Elle vous aidera à venir à bout de bien des mauvaises habitudes.

Une améthyste est un cadeau formidable à offrir à toute personne travaillant dans le domaine psychique car elle développe toutes les capacités.

Si vous souffrez de migraine, voici un simple conseil curatif bien connu. Allongez-vous et fermez les yeux. Posez une améthyste sur votre front et laissez-la faire son œuvre.

Les traumatismes musculaires et articulaires tels que les entorses peuvent trouver un soulagement en mettant une améthyste à l'intérieur d'un bandage élastique autour de la zone douloureuse.

Pour soulager les problèmes respiratoires plus rapidement, en plus des recommandations du médecin, placez une améthyste sur votre poitrine, entre les poumons. Selon la gravité de la maladie, vous aurez besoin de fixer une pierre à l'aide d'un pansement et dormir avec.

Pour faire un élixir à base d'améthyste, placez-en

dans une carafe en verre pleine d'eau. Mettez le tout dehors durant la pleine lune, pendant toute la nuit. Plus la carafe sera exposée la lune, mieux cela vaudra.

On peut utiliser de l'eau d'améthyste pour venir à bout de tâches et adoucir la peau. On peut se laver avec cette eau ou l'utiliser comme un composant dans vos masques faciaux.

Portez une améthyste autour de votre cou ou dans votre poche pour fortifier vos os.

Si vous avez des problèmes de sommeil et que vous passez plus de temps à tourner dans tous les sens dans votre lit qu'à réellement dormir, placez une améthyste sous votre oreiller pour vaincre l'insomnie.

Pour augmenter le nombre de vos rêves et pour mieux vous en souvenir à votre réveil, mettez un bandeau autour de votre front. Glissez-y ensuite une améthyste, elle est censée vous faire rêver.

Enterrez un fragment d'améthyste devant chaque ouverture de votre maison pour la protéger des cambrioleurs. N'oubliez pas d'en mettre sous chaque fenêtre, comme devant chaque porte. Si votre fenêtre est éloignée de l'endroit où vous voulez enterrer votre pierre, comme une fenêtre au-dessus d'un patio ou un porche, mettez un fragment d'améthyste contre la vitre.

Pour vous protéger des esprits malveillants, faites comme pour vous protéger des voleurs, cela tiendra à l'écart toute personne qui en voudrait à votre personne ou à vos proches.

Si un homme cherche la compagne idéale, il faut qu'il porte une améthyste dans sa poche pour attirer la bonne personne. Pour les femmes, si vous pensez que votre compagnon perd de son intérêt pour vous, offrez-lui une améthyste pour qu'il se reconcentre sur vous. Cela peut être une bague, un pendentif, ou même une pierre brute dans sa poche.

Pour communier avec votre Guide Spirituel, trouvez-vous un endroit paisible à un moment idéal, au cours duquel vous ne serez pas dérangé. Tenez une améthyste dans chacune de vos mains. Respirez profondément, fermez les yeux, et ressentez son pouvoir. Laissez celui-ci remonter le long de votre bras et entrer dans votre tête où vous pourrez voir la pierre briller dans les yeux de votre esprit. Invitez votre Guide à s'approcher de vous et à vous parler. Ceci vous permettra d'entrer en phase avec votre "moi puissant".

Concoctez un élixir d'Améthyste et utilisez-le sur les parties de votre corps qui ont des problèmes de circulation. Cela vous remettra d'aplomb, à la fois pour votre corps physique et éthérique.

Dans ce monde fou, qui bouge si vite autour de nous, nous sentons souvent que nos capacités sont comme freinées. Accordez-vous quelques minutes pour absorber le pouvoir des améthystes pour vous aider à apaiser votre système nerveux.

Vous l'avez certainement déjà entendu : "Vous êtes votre pire ennemi". Se leurrer, particulièrement en ce qui concerne les problèmes de cœur, provoque des maux de tête et des douleurs dans la poitrine que nous tentons d'ignorer. L'améthyste nous protège de ce déni et nous montre les choses telles qu'elles sont vraiment.

Il est souvent démontré que nous devons accepter quelque chose tel qu'il est avant de pouvoir le changer. Cela s'applique à la plupart des personnes en surpoids. Les pierres d'apatite ont de multiples pouvoirs qui nous permettent d'être en harmonie avec nous-mêmes et peuvent apporter la guérison, la communication, l'équilibre et l'enseignement dont nous avons besoin.

L'apatite est idéale pour ceux qui ont des problèmes de surpoids car elle supprime lentement l'appétit. Elle vous permet de regarder à l'intérieur et de faire face à la vérité. Cela est nécessaire pour perdre du poids.

C'est le cristal parfait pour n'importe quel chakra car il dynamise et libère les blocages des chakras.

L'apatite permet le développement des pouvoirs psychiques et l'harmonisation de l'esprit, du cœur et de l'esprit avec les forces spirituelles qui gouvernent l'univers. L'apatite permet aux os de guérir plus rapidement et plus fort. Il absorbe le calcium de votre alimentation et maintient vos os et vos dents en bonne santé.

Pour lutter contre les douleurs de l'arthrose, des échantillons d'apatite sont enveloppés dans des bandages élastiques contenant une ou plusieurs pierres contre l'articulation touchée. L'apatite réduit la douleur et permet aux articulations de guérir plus rapidement.

Pour abaisser la tension artérielle, portez de l'apatite afin qu'elle soit exactement à la hauteur du cœur. Parfait pour enrouler autour d'un collier ou rentrer dans vos vêtements.

Si vous sentez que vous avez tendance à libérer vos émotions contre toute logique, notamment en cas d'urgence, l'apatite peut être la solution, elle vous laisse le temps de prendre une place logique.

Portez un ou plusieurs cristaux d'apatite lors de tout type de travail créatif. Ils vous aident à vous connecter à votre hub créatif et à produire un travail incroyable. Votre timidité ou vos soupçons vous empêchent de vous amuser lors de fêtes et de rencontres sociales ? L'apatite vous donne la confiance dont vous avez besoin pour vous connecter avec les autres et la sécurité dont vous avez besoin pour briller dans la société. .

Pour améliorer votre capacité à voir des visions futures, utilisez l'apatite pour méditer sur votre chakra du "troisième œil "en l'appliquant dessus (quelque part au-dessus et entre vos sourcils). L'apatite bleue ou violette est la plus recommandée. Besoin d'un peu de motivation supplémentaire pour accomplir vos tâches ? Tenir de l'apatite dorée ou rouge pendant la méditation concentrera vos pensées sur l'objet et vous donnera l'envie d'accomplir la tâche.

Fabriquez un élixir en plaçant une ou plusieurs apatites dans un récipient rempli d'eau et en le laissant dehors toute la nuit, de préférence à la pleine lune. Consommez cet élixir pour renforcer les os et guérir ou prévenir les douleurs articulaires.

La Serpentine est une pierre terrienne qui favorise la méditation et l'exploration spirituelle. Elle nettoie les chakras et énergise le chakra couronne, stimule les pouvoirs psychiques et nous aide à comprendre les fondements spirituels de la vie.

Un véritable détoxifiant pour le corps

Ce cristal ouvre les voies naturelles qui permettent à l'énergie Kundalini de se développer, aide à restaurer la sagesse et les souvenirs de nos vies passées. La serpentine vous permet de mieux diriger votre vie, corrige l'instabilité mentale et émotionnelle et donne à votre conscience un pouvoir de guérison là où elle est nécessaire. Physiquement, la serpentine nettoie et détoxifie le corps et le sang pour assurer la longévité. Il éloigne les parasites, favorise l'absorption du calcium et du magnésium et est efficace contre l'hypoglycémie et le diabète.

La serpentine vert clair est un cristal doux qui vous met en contact avec les anges. Il peut être utilisé pour relier le passé, le présent et le futur et est une pierre incroyable pour explorer les vies passées.

 Il encourage l'autocompassion et le pardon. Tenir ce cristal vous emmène dans des états de guérison qui sont "entre les vies", donc une guérison qui ne pouvait pas se produire après la première vie peut se produire maintenant. Cette pierre guérit l'instabilité de la vie passée et efface le bagage émotionnel des anciennes relations. En le plaçant sur la gorge, il réveille le passé et résout les problèmes de l'ici et du maintenant. Cette pierre est idéale si vous souhaitez rencontrer quelqu'un de votre passé car elle ajoute de la douceur à la rencontre.

Physiquement, la serpentine vert clair est étonnante pour son pouvoir de guérison, en particulier pour soulager les douleurs menstruelles et musculaires. La turquoise est un merveilleux cristal de guérison, elle harmonise notre nature physique pour nous amener dans les plus grandes dimensions.

Il nous aide à mieux nous comprendre et à contrôler nos pensées et nos sentiments pour enrichir notre réalité. Arrêtez-vous, écoutez tranquillement et préparez-vous à entendre la vérité sur qui vous êtes. Ce n'est qu'alors que vous retrouverez votre pleine puissance.

Respectée par les premiers Américains pour ses vertus sacrées, la turquoise élimine la négativité et la transforme en bonne énergie. Elle vous permet également de trouver votre place dans le cosmos. Le véritable sens de la turquoise prend sa source dans le cœur et l'âme de l'individu qui l'utilise.

La liste des vertus de la turquoise est très longue et tout dépend de sa taille et de sa couleur. La couleur a autant de propriétés qu'il y a d'individus qui l'utilisent.

Portée sur n'importe quelle partie du corps, une turquoise vous protègera et bénira les plus faibles. Dans certaines cultures, elle est considérée comme sanctifiée et comme un don des dieux.

Des fragments de turquoise portés autour du cou chassent la négativité du corps et de l'esprit et vous aide à développer vos capacités intérieures. Vous pouvez aligner vos chakras en apposant une turquoise sur chacun d'eux pendant 3 à 5 minutes pour que la pierre officie.

Si vous ne possédez pas sept turquoises, cela prendra un peu plus de temps, cependant, le fait d'apposer une pierre sur un seul chakra à la fois pendant les mêmes 3 à 5 minutes, les alignera de la même façon.

Des perles de turquoises portées en bracelet ou collier permettront de détoxifier le corps de l'alcool, de la pollution, du poison et des radiations. Il faut porter un anneau ou une ceinture de perles autour d'une partie du corps pour faire circuler le sang d'avant en arrière sur cette zone, et la turquoise purifiera le tout.

Quand on a des problèmes pulmonaires, de gorge

ou d'asthme, il faut porter une turquoise au bout d'un cordon ou d'une chaîne par-dessus la zone à traiter. Cela permet aux énergies de la pierre de se rapprocher le plus possible de la zone et accélérer ainsi le processus de guérison.

Ceux qui souffrent de dépression doivent dormir avec une turquoise pour la traiter plus rapidement.

Ajoutez quelques cristaux de turquoise à un récipient d'eau et laissez le tout toute la nuit par pleine lune, ou encore sous la chaleur du soleil afin qu'il la réchauffe pendant la journée. Le soir, versez l'eau chargée de turquoise dans un bain, entrez-y, et laissez les énergies agir sur votre corps. On peut utiliser ce même élixir pour soulager un muscle tendu, renforcer le corps afin de combattre les virus et les infections, ainsi qu'aider à cicatriser.

Pour les maux de tête, trempez une compresse dans l'élixir et appliquez-la sur votre front jusqu'à disparition des symptômes.

Vous dirigez une conférence demain ? Dormez avec une turquoise posée sur votre cou toute la nuit, et portez-en une autour du cou le jour J pour garantir votre capacité à communiquer correctement avec votre auditoire. Dans la hiérarchie des cristaux utilisés pour la guérison spirituelle, rien ne surpasse le quartz. Ses propriétés cicatrisantes sont reconnues depuis longtemps. Depuis la célèbre Atlantide, aucun cristal n'a été plus prisé pour ses nombreuses vertus que le quartz.

Pour le chaman ou le guérisseur métaphysique, le quartz est le cristal de guérison ultime. Il a toutes les qualités recherchées par les guérisseurs.

Qu'il s'agisse d'un maître Reiki, d'un chaman ou d'un acupuncteur utilisant des aiguilles, ils sont tous liés au quartz. Même la science a reconnu les capacités étonnantes et inégalées des cristaux de quartz.

La structure cristalline du quartz émet de l'électricité et des fréquences radio. C'est pourquoi il est utilisé dans les radios et autres appareils électroniques. Par conséquent, les scientifiques expérimentent le quartz et d'autres pierres comme sources d'énergie alternatives.

Les cristaux de dilithium qui ont fait fonctionner l'Enterprise dans Star Trek et les cristaux quasi-magiques qui ont soutenu la science de Krypton dans les films de Superman ne sont pas aussi improbables qu'ils le paraissent, et ont été plus que probablement inspirés par le véritable pouvoir de transformation de l'énergie des cristaux de quartz.

Il existe de nombreux types de cristaux de quartz et chacun a son propre pouvoir de guérison unique et agit sur différentes parties du corps pour traiter différentes affections.

Par exemple, le quartz rose est utilisé par les guérisseurs pour les maux de tête, les maladies cardiaques et les maladies rénales. Le quartz clair est utilisé pour arrêter la douleur, restaurer la clarté de la conscience et renforcer toutes nos énergies de guérison.

Cependant, tous les cristaux de quartz ont le pouvoir de réguler les vibrations du corps et de les rééquilibrer. C'est ce qui le rend si efficace dans le traitement. La plupart des maladies, en particulier les maladies mentales et neurologiques, peuvent être causées par une instabilité "chimique" ou de "neurotransmission". L'influence des cristaux de quartz peut corriger ces déséquilibres.

Les propriétés électromagnétiques du quartz sont principalement dues à sa structure anatomique cristalline constituée de dioxyde de silicium. La silice est un verre naturel. Il peut être détecté à un certain niveau dans presque tous les cristaux de guérison, pierres de chakra ou rituels. La silice partage sa composition chimique et moléculaire avec le silicium, connu pour ses propriétés électromagnétiques (le nom Silicon Valley vous dit-il quelque chose ?).

C'est le même composant de base sur lequel nous nous appuyons pour transmettre et diffuser toutes ces informations dans le monde entier ; cela nous permet d'examiner cette page particulière ; et cela peut nous aider à communiquer les uns avec les autres pour créer les points cardinaux de l'univers. Encore une fois, la science et la spiritualité ne sont pas si éloignées l'une de l'autre. Einstein lui-même a dit : « Plus je comprends l'univers, plus je suis convaincu de l'existence d'une autre énergie intelligente supérieure. Il y a deux façons de vivre : on peut vivre comme si rien n'était un miracle, ou on peut vivre comme si tout est une merveille."

Pierre de sang.

Le cristal de sang était à l'origine appelé héliotrope.

Le mot héliotrope est composé du mot grec pour soleil, helios, et d'un autre mot grec pour tourner, trepein. Initialement, la pierre était utilisée pour favoriser les changements climatiques. On croyait que si une pierre de sang était placée dans l'eau, elle créerait un orage en absorbant les rayons du soleil.

Au Moyen Âge, on croyait que les taches rouges sur les pierres étaient le sang du Christ, et les premiers chrétiens croyaient que la pierre possédait les pouvoirs de Jésus, notamment rendre le porteur invisible. Certains croyaient que lorsque Jésus était sur la croix, son sang coulait dans le jaspe sur le sol au pied de la croix et formait une pierre de sang. On disait que les pierres de cette zone contenaient d'énormes pouvoirs capables de guérir presque toutes les maladies, c'est pourquoi elle a été baptisée la "pierre du martyr".

Parfois, une pierre était mise à l'intérieur du plastron des armures et dans les épées, ce qui augmenté le courage dans le plus grand danger. Elle était également considérée comme une pierre très puissante, permettant à l'utilisateur de rester invincible pendant la bataille longtemps après la chute des autres chevaliers environnants.

Elle développe la pensée créative, l'auto-expression et le talent artistique.

Au Moyen Âge, on réduisait la pierre de sang en poudre, on la mélangeait à du miel et des œufs et on administrait cette potion à des patients pour soigner leurs tumeurs. On enduisait aussi les coupures de cette mixture pour stopper les hémorragies.

Pour soigner une piqure de serpent, on apposait une pierre de sang sur la morsure. Remarque : cette utilisation de la pierre est ancienne. On peut la pratiquer avant d'aller chercher un secours médical, mais le faire sans avis médical serait idiot.

Les Babyloniens utilisaient des pierres de sang gravées pour leurs divinations. Ils l'utilisaient jusqu'à avoir une vision en fixant le schéma des taches.

Pour purger votre esprit, votre corps et votre âme, la nuit de la pleine lune, trouvez un endroit à l'extérieur où vous allonger au clair de lune.

Posez une pierre sur votre front, et tout en restant allongé, visualisez le pouvoir de la lune qui pénètre votre corps, le remplissant d'une lumière blanche parfaite, et tant que votre corps se remplit, regardez tout le négatif, les maux et la tension quitter votre corps, et se fondant dans la terre en-dessous de vous.

Les Egyptiens de l'Antiquité utilisaient les pierres de sang pour les protéger durant les batailles. Ils utilisaient des pierres chargées de magie comme amulettes pour accroître leur force personnelle.

Pour vous rendre "invisible" aux yeux de vos ennemis, portez une pierre de sang, visualisez un voile de puissance émanant de la pierre et vous enveloppant, vous rendant invisible aux yeux de ceux que vous voulez.

Les athlètes peuvent utiliser une amulette en pierre de sang pour amplifier leur force et leur vitesse. Portez une pierre et ressentez son pouvoir pénétrer votre corps et raffermir vos muscles.

N'importe qui peut utiliser cette même magie quand on a besoin de courage pour affronter une situation donnée. Ressentez simplement les pouvoirs de la pierre pénétrer votre corps et vous apporter ce que vous attendez.

Si vous connaissez quelqu'un qui se concentre un peu trop sur lui-même, offrez-lui un héliotrope. Cela lui permettra de réaliser comment les choses l'affectent, non seulement lui mais aussi les personnes autour de lui, voire le monde entier.

Prenez une pierre de sang dans vos mains lors de vos séances de méditation afin de vous connecter à vos vies antérieures. Une fois que vous avez atteint votre seuil de méditation, ramenez vos pensées à l'époque d'avant votre naissance et laissez les images vous guider vers vos vies antérieures.

Ayez une ou plusieurs pierres de sang sur votre bureau ou votre table de travail pour vous aider à développer votre activité professionnelle et vos richesses. Même ceux qui n'ont pas de business propre peuvent en bénéficier en laissant la pierre apporter d'autres sources de revenus dans leur vie.

Les guérisseurs utilisent la pierre pour traiter des dérèglements sanguins, y compris l'anémie, les problèmes circulatoires et le lupus.

Porter une pierre de sang booste le système

immunitaire, débarrasse le foie et les reins de leurs toxines et purifie la moelle épinière. C'est une pierre remarquable pour les femmes, car elle atténue les douleurs menstruelles et les symptômes de la ménopause.

Comment Choisir les Bonnes Pierres

Voici comment identifier facilement quelle pierre vous aidera le mieux à atteindre votre objectif.

•Définissez clairement votre objectif.

•Pour cela, cherchez un assortiment de pierres qui vous semblent appropriées (dans un livre, sur le net, suivant les conseils d'un professionnel, etc.).

•Enfin, choisissez celle qui émet les vibrations qui sont en phase avec votre fréquence.

Vous effectuerez le mieux cette dernière étape en tenant la pierre dans votre main ou en vous imaginant la tenir (si vous l'achetez en ligne par exemple), et évoquez votre objectif, comme par exemple : "je veux maigrir". Prononcez-le toujours en une phrase affirmative (ne dites pas par exemple : "j'aimerais arrêter d'être en colère").

Les phrases affirmatives laissent passer le flux de l'énergie (c'est ce que vous recherchez), tandis que les propos négatifs déclenchent des résistances. Fermez les yeux en prononçant votre souhait afin d'être parfaitement concentré vers votre l'intérieur.

Si vous êtes davantage en phase avec vos émotions, cherchez une grande sensation (comme la lumière, un picotement, une sensation de bonheur, un sourire, de merveilleux souvenirs qui jaillissent dans votre esprit, un éclat de rire, tout est bon).

Si vous êtes davantage en phase avec votre corps, vous pouvez tester vos muscles : tenez-vous droit, gardez la position, et laissez votre corps retomber dans la position qu'il désire. Si vous tombez en avant, c'est que vous êtes en accord parfait avec lui. Si vous tombez en arrière, ce n'est pas le cas. Il existe bien des façons de tester vos muscles, celle-ci est très simple.

Une fois que vous avez trouvé la bonne pierre, ouvrez-vous à son influence. Pour être en phase avec le monde tangible, nous devons sans cesse refermer notre réceptivité pour garder les influences à distance. Cela peut nous conduire à une fermeture généralisée où toutes les influences sont barricadées. Vous pouvez vous rendre compte vous-même par inadvertance que vous vous battez contre l'influence de la pierre.

Une dernière chose que vous pouvez faire pour faciliter le processus de l'influence, c'est de déposer votre pierre près d'une petite fontaine. Ne la plongez pas dans l'eau, car les dépôts minéraux pourraient l'abîmer. N'importe où près de la fontaine fera l'affaire. Ainsi, le puissant chi de l'eau diffuse la fréquence vibratoire de la pierre à travers votre foyer ou votre bureau.

Lorsque vous sollicitez l'aide d'un cristal, vous en faites un véritable allié pour « élever » votre fréquence vibratoire. Peu importe à quoi sert le cristal, l'effet recherché est toujours bénéfique pour votre fréquence vibratoire. Nous avons constamment besoin de certains cristaux parce que nous sommes très "vibrationnellement" à leur écoute. Ce réglage vibratoire nécessite une certaine intimité avec le cristal pour élever notre fréquence vibratoire afin que nous nous sentions "au top".

Choisir un cristal pour une fonction spécifique est

un excellent moyen de vous aider sans dépenser trop d'énergie. La proximité du cristal affecte constamment notre propre fréquence, nous élevant à nos désirs. De même, un cristal véritablement incompatible avec vous abaissera votre fréquence vibratoire. C'est pourquoi il est important de choisir le bon cristal.

De nombreux ouvrages mettent en avant les cristaux et leurs vertus, mais ils ne s'accordent pas sur leurs définitions. Cela est parfaitement logique si l'on considère que différents cristaux de la même famille ont des propriétés identiques, mais que les gens peuvent y réagir différemment. Mais avec les informations que vous venez d'obtenir, vous avez un point de départ.

Méthode 9 :

Le Qi Gong

Le Qi Gong (également connu sous le nom de Chi Kung) est une méthode de guérison très efficace et une médecine énergétique originaire de Chine. C'est à la fois un art et une science de l'utilisation de techniques de respiration, de mouvements doux et de méditation pour nettoyer, renforcer et faire circuler l'énergie vitale (Qi).

La pratique du Qi gong améliore la santé et la vitalité et apaise l'esprit. Il s'appelait autrefois nei gong (travail intérieur = et dao Yin (gestion de l'énergie).

Parce que le Qi Gong est une méthode à la fois douce et dynamique qui se pratique aussi bien debout qu'assis, il est accessible aux petits comme aux grands. L'exercice peut être enseigné individuellement, ce qui le rend idéal pour la récupération après une maladie ou une blessure. Le Qi Gong est un type de médecine complémentaire. Il est facile à combiner avec d'autres traitements.

Le Qi gong, prononcé « chi kung » est un art ancestral qui permet de se soigner grâce à une combinaison de techniques respiratoires et de postures physiques liées à une forte vocation de l'esprit.

Le premier mot représente la force vitale ou l'énergie qui circule à travers tout, et le second mot définit la culture de cette énergie. Cette méthode est pratiquée pour rétablir une santé complète et équilibrée, qui soutient l'organisme et augmente la vitalité de la personne. Il est parfois défini comme un art dû aux mouvements d'arts martiaux utilisés en thérapie médicale, ou simplement comme un art spirituel.

Tous ces domaines ont des fondements similaires, comme les postures qui peuvent être mobiles ou statiques, les techniques de respiration et la concentration mentale.

La forme douce du Qi Gong peut être adaptée à tout groupe d'âge. Cependant, il est plus populaire parmi l'ancienne génération simplement parce qu'il n'est "pas puissant". L'idée est d'élever le niveau de Qi afin qu'il circule bien dans le corps, le nettoyant et le guérissant.

La plupart des mouvements de base sont relativement faciles à exécuter. Ces exercices ne nécessitent pas de système méridien.

Lors de l'obtention de la pleine essence du Qi gong, les techniques de respiration jouent un rôle important lorsqu'elles sont combinées avec les mouvements nécessaires.

Les bienfaits de la pratique du Qi Gong sont que les mouvements doux et rythmés réduisent le stress, qu'ils donnent de l'endurance, qu'ils augmentent la vitalité et qu'ils renforcent au maximum le système immunitaire. La plupart des pratiquants de Qi gong rapportent qu'ils ont gagné en vitalité. Le but ultime de la pratique du Qi gong devrait être l'intention d'atteindre un état de bien-être où le corps serait fort, sain, plein de vie, et en parfait équilibre.

Quant à l'esprit, il devrait atteindre un niveau d'énergie supérieur, aigu et de manière générale détendu et calme envers soi et envers ce qui nous entoure. Tout cela contribuera à renforcer le système immunitaire qui en retour tiendra toute chose négative à distance.

Les avantages :

Si l'on est impatient de voir des résultats rapides pour avoir une santé parfaite, alors il ne faut pas se tourner vers le Qi gong, car il ne renforce le corps tout entier qu'en se concentrant sur les raisons sous-jacentes de la maladie et en les traitant en profondeur par la racine. Tout cela agit sans aucun effet secondaire. Voici une liste des effets que l'on peut attendre de la pratique du Qi gong, si elle est régulière :

- il limite le stress

- il diminue la fatigue, l'anxiété et la frustration

- il augmente la confiance en soi

- il permet une croissance personnelle positive

- il protège des maladies et réduit les niveaux des douleurs chroniques

- il booste le système immunitaire

- il permet un meilleur contrôle en cas de détresse physique ou émotionnelle

- il élève la conscience et la concentration

- il énergise les aspects athlétiques et intellectuels

- il procure un meilleur sommeil

- il donne généralement du peps à la vie.

De nombreuses recherches scientifiques ont été menées sur les mérites de la pratique du Qi gong et il a été encensé comme la meilleure approche holistique qui soit pour le bien-être de ses adeptes.

Cette méthode est vraiment très facile à suivre. Ce qui fait la différence avec d'autres disciplines, ce sont les mouvements de base.

Le succès de cette technique réside dans les bénéfices qu'elle apporte au système circulatoire et à la détente des articulations, tout en permettant de se connecter spirituellement.

La plupart de ceux qui choisissent le Qi gong le font avec l'intention de réparer leur santé et d'assurer une continuité dans ce nouvel état.

La majorité des adeptes du Qi gong témoignent qu'ils peuvent se connecter plus rapidement avec leur source d'énergie et en tirer le meilleur. Les mouvements pratiqués dans le Qi gong sollicitent le corps et l'esprit afin de développer une énergie vitale qui boostera leur santé et leur assurera une longévité, tout en éveillant la conscience de leur esprit. Il est très important que la source de l'énergie puisse envelopper l'être tout entier.

Afin de maîtriser cette énergie, on utilise des techniques de respiration tout en faisant participer le corps à l'aide de mouvements physiques. Ceci permet d'augmenter les défenses immunitaires pour que le corps puisse se défendre contre les agressions de l'environnement.

Selon les niveaux énergétiques atteints, certains témoignent que leur corps physique devient plus fort, tout comme leur état mental.

Techniquement, il existe trois types d'énergie qui peuvent être libérées par la pratique du Qi gong. Il y a l'énergie essentielle que l'on nomme le Jing, puis l'énergie vitale que l'on nomme le Qi, et enfin l'énergie de l'esprit que l'on nomme le Shen. Ces énergies sont maîtrisées par les mouvements, dans l'intention de créer un équilibre idéal entre elles, afin d'acquérir une santé physique et mentale optimale.

Avec une pratique régulière du Qi gong, et sous la

coupe d'un professeur expérimenté, on apprend comment connecter, construire, faire circuler et diriger son énergie vitale.

On apprend également à prendre au piège les blocages d'énergie causés par diverses raisons telles qu'un traumatisme physique ou mental, des toxines ou le stress. Le Qi gong peut faire disparaître ces blocages.

Alors que de nombreuses techniques de gestion du stress aident à calmer le corps et l'esprit en trouvant un endroit calme pour s'asseoir et méditer, le Qi gong fonctionne d'une manière différente.

La méthode Qi gong ne nécessite pas d'entrer dans un état méditatif, mais d'exécuter une série de mouvements. L'effet méditatif de la respiration est associé à divers mouvements qui favorisent l'inspiration et l'expiration continues.

En combinant la respiration avec le mouvement, la technique de Qi gong donne à une personne la paix mentale et physique nécessaire pour soulager le stress. Les séances l'encouragent généralement à faire quelques mouvements de base pour se préparer.

Les premières étapes consistent en des exercices de respiration et de méditation, qui obligent la personne à corriger sa posture et à relâcher les tensions musculaires. La respiration favorise la circulation du Qi dans tout le corps et aide à éliminer les blocages.

 Il permet également au corps de se contrôler et de calmer l'esprit en réduisant le flux des pensées. La pratique de cette technique de contrôle calme le cerveau, ce qui réduit le stress.

Ces mouvements et exercices respiratoires stimulent également le souffle, revitalisent le métabolisme et améliorent la circulation sanguine. Tout cela contribue d'une manière ou d'une autre au bien-être du corps et donc de l'esprit. Le corps ne permet plus à l'esprit de se stresser inutilement, ce qui est bien quand on sait tout ce qu'il a à gérer.

Restaurez votre vitalité physique :

L'art du Qi gong consiste à faire des mouvements physiques, à méditer, à faire des visualisations créatives et des exercices respiratoires qui contribuent à cultiver une énergie vitale.

Des études ont montré que même une pratique à court terme du Qi gong produit des résultats positifs, mais bien sûr, si vous vous engagez à améliorer votre corps, il vaut mieux penser à une perspective à long terme.

Fondamentalement, on est encouragé à explorer les différents aspects de cet art, qui incluent la revigoration, l'équilibre des émotions et l'apaisement de l'esprit. Idéalement, lorsque vous atteignez ce niveau à chaque séance, vous pouvez dire que vous avez aussi retrouvé de l'énergie physique.

Par conséquent, il faut comprendre que le Qi gong vise à résoudre le problème de l'esprit et du corps holistiques.

Le Qi gong nous apprend à diriger notre énergie Qi à travers les méridiens de notre corps pour éliminer tous les obstacles afin que l'énergie positive circule librement et en équilibre. C'est la même énergie qui améliore la circulation sanguine afin que tous les organes impliqués puissent fonctionner correctement. L'énergie Qi de la méthode Qi Gong détend également les articulations, oxygène-les muscles et détend le système nerveux.

Tous ces facteurs permettent d'augmenter progressivement et durablement la vitalité physique d'une manière ou d'une autre.

Être en pleine forme physique nous donne la tranquillité d'esprit qui nous permet d'apprécier pleinement notre vie.

 Ce nouvel élan vital nous permet aussi de compter sur la longévité que le Qi Gong nous a promise.

Le Qi gong joue également un rôle dans l'atteinte de l'équilibre car il traite les causes profondes de la maladie.

Les éléments physiques, émotionnels et spirituels sont traités de manière holistique simultanément. Cela se fait par la distribution douce et précise de l'énergie Qi, qui est présente dans chaque être vivant.

Comme ce système est basé sur le rééquilibre des déséquilibres énergétiques, le corps est alors capable d'entamer la restauration des organes internes. Il est intéressant de noter que les émotions ne sont pas nécessairement stockées dans le cerveau, mais qu'on peut les trouver stockées dans les divers organes du corps. Par exemple, le foie emmagasine la colère, les reins la crainte et les poumons le chagrin et la tristesse, tandis que le cœur retient toutes les émotions réprimées.

Dans les formes d'art les plus anciennes, on ne considérait pas les émotions comme étant bonnes ou mauvaises. Le problème était de les gérer sans provoquer le moindre élément négatif ni dans l'esprit, ni dans le corps. Les professeurs de Qi gong savent comment s'assurer que cette énergie négative ne soit la cause d'aucun blocage dans le corps.

Voici quelques étapes vers la guérison émotionnelle, à la façon du Qi gong :

• détendez-vous et concentrez-vous sur votre respiration profonde durant quelques minutes avant d'entamer les mouvements de routine

• dirigez lentement votre attention vers votre poitrine et vos poumons en utilisant vos cinq sens pour ressentir tout le système interne se mettre en route

• en terminant cette phase, commencez à effectuer les mouvements lents du Qi gong, tout en maintenant votre cadre corporel et spirituel.

Parfois, on encourage la personne à se concentrer sur des émotions précises, et ce, à chaque respiration et à chaque mouvement associé. Une fois familier avec ces techniques, on l'encourage à explorer d'autres émotions positives

Dirigez votre esprit vers un endroit calme :

Le Qi gong est l'unification du travail du corps et de l'esprit créatif. Apporter de l'harmonie à chaque espace crée un bien-être holistique. L'objectif du Qi gong dans la vie quotidienne est de créer un espace de mouvement méditatif qui engage l'esprit conscient tout en mémorisant un ensemble de mouvements et en se concentrant sur l'intérieur du corps. Le subconscient devient également plus sensible à son intuition, ses mouvements créatifs et ses interactions. Ces mouvements délibérés doivent créer une harmonie entre le corps et l'esprit, leur apportant une sensation de calme. En apprenant et en pratiquant ces techniques de Qi gong, une personne peut trouver cette paix en elle-même à tout moment.

Les professeurs de Qi gong expérimentés croient en un processus d'imagerie guidée, de conscience corporelle et d'expression créative qui peut apporter joie et émerveillement. Tout cela crée un dialogue entre ces éléments du "lieu profond", qui peut être généré par l'état d'esprit mentionné précédemment.

Le Qi Gong aide à éliminer l'excès d'énergie, même l'énergie négative, et à la transformer en énergie positive. Il aide également à contrôler le bruit ou l'esprit agité et à le ramener à un niveau calme.

Ces changements stimulent le système hormonal et neurochimique d'une manière plus thérapeutique.

En plus d'enseigner la connexion de la respiration et des mouvements lents, le Qi gong encourage également l'introspection et la libération des émotions pendant la séance. Nous enseignons également comment libérer doucement le stress et le remplacer par le calme.

Comment pratiquer efficacement le Qi Gong :

Comme toute autre forme d'art, le Qi Gong doit être abordé et pratiqué avec prudence. Il faut éviter l'excès d'enthousiasme, mais plutôt prendre le temps de comprendre les principes de base de cette méthode.

Il existe de nombreux risques pour une personne si elle n'a pas atteint un état méditatif avant le début de la séance.

Le faire correctement :

Comme le but principal du Qi gong est de s'efforcer de créer un état d'harmonie Qi et une stabilité qui englobe le corps et l'esprit, il est important de garder à l'esprit cet état paisible de relaxation.

Voici quelques suggestions :

•En position assise ou debout, essayez de trouver la ligne centrale, c'est à dire que la tête et la colonne vertébrale doivent être alignés. Levez ensuite tout doucement vos bras au-dessus de votre tête d'avant en arrière sans déranger la position initiale. Pendant tout ce temps, essayez de rester calme et détendu. Plus votre relaxation sera poussée, plus ce sera bénéfique pour l'exercice de Qi gong.

•Même si cela peut vous paraître étrange, essayez de vous concentrer sur une seule pensée. Dans le Qi gong, on encourage les yeux à "suivre" l'état d'esprit. On espère qu'ainsi, les yeux dirigent les pensées et leur amènent la lumière de l'esprit.

•En gardant l'alignement de la tête avec la colonne vertébrale, il est important d'essayer de faire un ensemble de mouvements, ce qui permet au Qi de circuler correctement.

•Calmez votre esprit en éliminant les pensées inutiles et déséquilibrées. Trouvez l'équilibre de votre Qi. Et retirez les énergies positives émises pendant la séance de Qi gong.

Le Qi gong est accompagné de sons de guérison

Le son est un élément relativement nouveau dans le processus de guérison. Il s'est avéré que le son agit très différemment selon les personnes.

Certains sons sont considérés comme relaxants, d'autres dérangeants, d'autres inutiles. Les effets de tous ces sons très différents sur le corps et l'esprit ont été étudiés.

Il n'est donc pas surprenant que le Qi gong utilise ses propres sons. Ils sont 100% sûrs et efficaces, ne sont pas d'origine électronique et ne sont pas téléchargés lors de la gravure sur CD. Ils sont propres. Ils sont également appelés les 8 sons de guérison de style yin appelés le bagua. Ces sons sont naturels et devraient affecter la santé et le bien-être lors d'une séance de Qi gong. C'est l'une des formes d'art les plus anciennes qui combine le son et la vibration avec la respiration et la visualisation pour guérir le corps et l'esprit.

 La personne est encouragée à sélectionner une syllabe ou un son et à continuer à le prononcer sans interruption.

Bien sûr, il existe des différences dans la création du son mentionné, en raison de la capacité des poumons humains et des cordes vocales. L'état émotionnel joue également un rôle dans la production de ces sons. Toutes ces variables sont bénéfiques et ont des pouvoirs de guérison pour la personne qui joue ces sons. Par conséquent, la concentration absolue est recommandée.

Effets secondaires possibles du Qi Gong :

Il est important de montrer un intérêt spécifique avant de prendre une décision.

Ce que vous devez savoir

Bien que le Qi Gong puisse être pratiqué à partir d'Internet, de livres ou d'autres informations recueillies, il est préférable de le pratiquer sous la direction de professeurs expérimentés. Si c'est fait correctement, il n'y a vraiment pas d'effets secondaires, mais il est possible que l'impatience ou le changement de méthodes ou de mouvements ait un effet.

Sauter des exercices de Qi gong normaux peut "perturber" le Qi, ce qui peut causer des problèmes. Certains d'entre eux peuvent inclure des étourdissements, des maux de tête, des bourdonnements d'oreille, des nausées, un essoufflement et des problèmes au niveau de la poitrine. Dans certains cas, les gens ont dû appeler les urgences à cause de ces changements.

Par conséquent, nous vous recommandons d'assister à des cours de Qi gong donnés par des professeurs qualifiés pour renforcer vos liens et votre structure interne. Aller trop vite peut également provoquer de la fatigue, des maux de tête, une sensation de déséquilibre ou un état agressif ou euphorique - une série de sensations désagréables qui ne sont certainement pas voulues. En présence d'un enseignant expérimenté, la posture, les mouvements, la respiration ou l'état mental peuvent être immédiatement corrigés sans perturber la circulation du Qi. Il est également important de tenir compte de tout changement notable.

Conclusion :

 La Chine et les États-Unis ont été le théâtre de conférences sur le Qi gong. Il a été démontré qu'il améliore considérablement les postures et la respiration grâce à la relaxation, modifiant efficacement toute la chimie du sang ainsi que la conscience et la concentration. Des études scientifiques ont montré que le Qi Gong était efficace contre l'asthme, l'arthrite, le cancer, les maladies cardiovasculaires, la fatigue chronique, la fibromyalgie, la migraine, la douleur... La thérapie Qi est équivalente à l'acupuncture.

Méthode 10 : La réflexologie

On peut définir la réflexologie comme une pratique dans laquelle on effectue des pressions sur les pieds ou les mains à l'aide du pouce ou d'autres doigts, sans utiliser d'huiles, de crèmes ou de lotions. Elle est basée sur le principe de zones qui représentent une partie du corps sur les pieds ou les mains, et en retour, elle induit des changements physiques sur le corps.

Réflexologie pour le repos et la relaxation

Apprenez tout sur votre corps et comment le soigner avec la réflexologie :

C'est un moyen très populaire de détecter et de palier toutes les maladies possibles que le corps peut avoir. A l'origine, on utilisait cette méthode pour s'assurer que l'on stoppait tout problème négatif avant qu'il ne se propage jusqu'à un stade difficile à traiter.

Il peut sembler étrange de retrouver son équilibre grâce à son pied ou sa main, mais c'est pourtant une technique fort précise. Nombreux sont ceux qui on essayé la réflexologie pour traiter des problèmes médicaux spécifiques, et ce avec des résultats probants.

Les capteurs de pression qui se trouvent dans les pieds et dans les mains sont tous reliés aux différentes parties du corps. C'est comme un réseau de connections complexes reliées les unes aux autres. Par le biais de la réflexologie, le thérapeute expérimenté peut cibler la cause du problème et manipuler le point par une succession de pressions sur le pied ou dans la paume de la main.

On peut pratiquer la réflexologie à l'aide d'autres moyens tout aussi efficaces comme : en marchant sur des galets, en faisant des massages des pieds qui simulent des mouvements de réflexologie, ou à l'aide de rouleaux. D'autres objets comme une balle de golf s'avèrent aussi très efficaces, même s'ils ne le sont pas autant que les doigts.

Idéalement, une séance de réflexologie dure de 30 à 45 minutes, car plus longtemps, cela pourrait induire du stress sur une zone déjà douloureuse. Le réflexologue pratique des pressions, des étirements et des mouvements qu'il applique méthodologiquement sur le pied. Ensuite, il peut faire une évaluation de l'état du corps du patient.

Un diagramme de réflexologie montre différents

points de pression et leur correspondance dans les différents organes, glandes et systèmes de l'anatomie. Vous pouvez également parcourir ce diagramme comme une carte des fonctions complexes du corps humain.

Bien que l'on pense généralement que les points de réflexologie sont situés sur les pieds et les paumes, ils peuvent également être trouvés dans la région auditive. En termes simples, une séance de réflexologie ouvre les canaux énergétiques.

Il existe également divers points de pression dans l'oreille qui sont liés aux fonctions autonomes du cœur et de l'estomac. Lorsque ces points sont stimulés, cela renforce le système cardiaque et gastrique. Les lobes de l'oreille ont de grands points sensoriels pour les yeux et la glande pinéale et la glande pituitaire. Selon des études médicales, il existe dix zones ou méridiens dans le corps humain. Par exemple, en appuyant sur le gros orteil, les résultats vont à la région du cerveau. De même, si vous appuyez sur le bas du pied, cela affecte le cou et la gorge. La pression sur la plante du pied affecte les poumons et le cœur. La voûte plantaire est reliée aux glandes surrénales, aux reins, au système digestif et à la vessie. Si on appuie sur le milieu du pied, cela affecte la taille, comme l'os du talon, c'est efficace pour les fonctions sexuelles.

S'il doit être facile de trouver ces différents points de pression et leurs équivalents, cela ne suffit pas pour débuter un traitement. Bien qu'elle doive compléter la médecine, la réflexologie nécessite tout de même l'avis d'un médecin, surtout en cas de maladie grave.

Le Système Cardiovasculaire :

Idéalement, pour traiter une maladie particulière, il ne suffit pas de s'occuper uniquement de la zone incriminée, il faut également s'occuper de l'ensemble du corps.

Quand un réflexologue soigne un patient, c'est sa première préoccupation. Il ne doit pas gérer un seul problème mais tenter également de s'occuper de tous les autres facteurs. Donc, un patient souffrant de problèmes cardiovasculaires devrait s'attendre à être traité de manière holistique, comme le préconise l'art de la réflexologie.

Comme le système cardiovasculaire est fait de

plusieurs composants tels que le cœur, les artères, les veines, les veinules et les capillaires, il se pourrait que le cœur ne soit pas le seul concerné. Son rôle est de transporter tous les nutriments et l'oxygène dans les diverses parties du corps. Si elles sont bloquées pour une raison ou une autre, alors la réflexologie est une bonne approche.

L'utilisation de la réflexologie pour une circulation optimale est une bonne façon non invasive de se soigner avant d'atteindre un seuil critique.

Par la réflexologie, les réflexes cardiaques sont pris en compte car le cœur est l'organe qui pompe le sang vers tout le corps.

Ensuite, il est bon de s'occuper des reins.

Les reins filtrent le sang en permanence. Le réflexologue doit également s'occuper du diaphragme et de la poitrine afin d'encourager la relaxation de la cage thoracique, ce qui permet une meilleure respiration.

Enfin, il faut également vérifier la zone de la colonne vertébrale. Elle est située sur les bords internes du pied, et sa stimulation permet la communication à travers le système nerveux.

On peut parfois utiliser la réflexologie dans le cas d'une attaque cardiaque, mais il est fortement recommandé d'en parler auparavant à un médecin.

Les fonctions rénales :

Les reins jouent un rôle important pour maintenir le corps à son meilleur niveau. Cet organe est responsable de l'élimination des déchets et des toxines de l'ensemble du système circulatoire. Lorsque ces déchets s'accumulent, il existe un risque d'insuffisance rénale. C'est là que vous devez vous tourner vers la "méthode de nettoyage" pour vous débarrasser de cette accumulation. Vous pouvez le faire avec la réflexologie.

Dans ce cas, la réflexologie s'avère être une méthode reconnue et saine et doit être utilisée avant que le problème ne s'aggrave. En accordant à la réflexologie un rôle important dans la prise en charge de notre santé, nous pouvons éviter de graves problèmes médicaux. Les techniques de réflexologie vectorielle utilisent des parties très spécifiques de l'anatomie pour éliminer les problèmes rénaux.

Au début de la séance de réflexologie, la main ou le pied du patient doit être facilement accessible. En réflexologie, la ceinture rénale est située dans la paume, elle doit donc être placée dans la main du réflexologue, qui appuie fermement entre l'index et le majeur. Une fois cela fait à deux mains, le réflexologue se tourne vers les pieds. Il appuie ses pouces à la base de l'arche, entre le gros orteil et le suivant. Cette zone doit être massée vigoureusement, suffisamment longtemps jusqu'à ce que la douleur et l'inconfort disparaissent.

En faisant des exercices de réflexologie, le but est de créer un état idéal pour que le flux énergétique soit rétabli à son niveau maximum. Le but de ces pressions est de permettre au cerveau d'interrompre le flux négatif et de le renouveler dans tout le corps. Le but est de vider les espaces interstitiels de leurs débris encombrants et de restaurer l'efficacité cellulaire dans tout l'organisme.

Syndrome prémenstruel :

Chaque femme vit une longue période de sa vie où les menstruations commencent chaque mois.

Certaines ont la chance de passer ce moment sans prise de tête, d'autres non. Ce dernier peut présenter des gonflements, des insomnies, des sautes d'humeur et bien d'autres inconvénients.

La réflexologie peut apporter un certain soulagement pendant le SPM.

 La plupart des femmes qui ont utilisé cette méthode pour soulager leur inconfort menstruel se sont déclarées satisfaites des résultats. Un réflexologue doit commencer sa séance dans une perspective holistique.

Il nécessite toutes les zones qui sont directement liées aux parties du corps et aux organes correspondants. Il se concentre sur la région rénale lorsque la patiente se plaint d'un gonflement ou de symptômes de rétention d'eau.

Le réflexologue doit alors traiter les glandes et les organes qui régulent les hormones, car ceux-ci sont souvent responsables des troubles.

 Voici les domaines couverts :

- le cerveau – cette zone doit être stimulée en raison de la sérotonine qui y circule

- le système digestif – également pour la sérotonine que l'on peut trouver sur les parois abdominales

- le système nerveux central

- les points du système endocrinien

- les techniques de relaxation – qui utilisent des points dans les zones de tension, ce qui a un effet négatif sur le SPM.

La réflexologie ne doit être utilisée que si les symptômes sont désagréables. S'ils sont plus graves, vous devriez d'abord consulter un médecin. Puisque tout cela s'éloigne d'une perspective médicale classique vers une approche thérapeutique alternative, il est important d'obtenir l'avis d'un médecin expérimenté dans votre condition physique.

Améliorer la qualité de vie des patients atteints du cancer

Découvrir que vous avez une maladie redoutée comme le cancer peut être dévastateur, c'est le moins qu'on puisse dire. On commence par les dysfonctionnements, puis on plonge dans la maladie et on veut tout savoir sur elle, y compris les traitements médicaux ou naturels.

La réflexologie fait partie de ces méthodes. De nombreux patients utilisent la réflexologie en complément de leur traitement actuel et les résultats sont des plus positifs. Mais, bien sûr, cela ne devrait être fait qu'avec le consentement du médecin.

 En réflexologie, le patient est traité à plusieurs fins. Certains sont conçus pour induire le confort et le calme, soulager les effets secondaires des médicaments tels que la douleur, l'anxiété, les nausées, les vomissements, la fatigue, le stress, la dépression et la fatigue. Un traitement peut également être reçu après une chimiothérapie pour obtenir de meilleures conditions de vie, réguler les sautes d'humeur, améliorer le sommeil, etc.

Tous les patients atteints de cancer éprouvent du stress à des niveaux et à des intervalles variables pendant le traitement. Étant donné que la plupart des états négatifs augmentent les dommages corporels, la réflexologie peut être utilisée pour soulager ce stress. La réflexologie est un outil doux et efficace qui accompagne et encourage le patient à retrouver un meilleur corps et esprit. Pour créer une sorte d'harmonie dans un état déjà traumatisant, la réflexologie joue un rôle positif dans la création d'un environnement sain pendant et après le traitement.

Augmenter son énergie et sa Sensation de Bien-Être

Aujourd'hui, la plupart des gens se soucient de leur santé, que ce soit en surveillant ce qu'ils mangent ou se précipitent pour faire une activité physique plus fréquente et constante.

Cependant, si un problème médical survient, leur premier choix est de consulter un médecin.

C'est bien sûr très raisonnable, mais d'autres options pourraient mieux résoudre leurs problèmes sans qu'ils aient à faire venir des corps étrangers pour se soigner.

Le corps humain est déjà équipé de ses propres outils, mais parfois ces outils ont besoin d'un peu d'aide pour obtenir les meilleurs résultats.

Quand on veut se soigner, il est bon de tenter la réflexologie. Elle traite le patient de façon holistique, c'est-à-dire qu'elle englobe tout son corps et non seulement la partie incriminée.

Pour trouver la racine du problème, il faut s'occuper de tous les facteurs. Comme les toxines s'accumulent dans notre corps, il faut faire quelque chose pour gérer cela avant qu'elles n'aient causé de réels problèmes. La réflexologie permet de s'assurer que tous les organes tendent à atteindre ce but.

Lors d'une séance de réflexologie digne de ce nom, le patient pourra s'attendre à en bénéficier de façon holistique. Cela inclut la circulation générale à l'intérieur du corps, le soulagement de la douleur et la stimulation des systèmes immunitaire et nerveux.

On s'occupe de la circulation sanguine, car elle contribue au bon état des varices, des hémorroïdes et de la pression artérielle. En ce qui concerne le système digestif, on fait appel à la réflexologie pour garder sous contrôle : les maux de ventre, les ballonnements, les désordres intestinaux, la colite, la diarrhée et les ulcères. Enfin, on s'occupe du système nerveux pour traiter les problèmes de sommeil, la dépression, le manque de concentration ou d'énergie et la perte de mémoire.

Se Soigner Émotionnellement Avec la Réflexologie

La raison la plus courante pour laquelle on fait des séances de réflexologie est de vouloir rééquilibrer son stress, voire de l'éliminer, parce qu'un corps libéré de son stress est un corps sain.

Même si on se fait faire un massage du pied sans vraiment pratiquer de réflexologie, on ressent déjà un sentiment de détente et de paix, souvent au-delà même du corps, cela permet de détecter les niveaux des stress s'il y en a.

La réflexologie est donc utile à tout le corps, pour gérer ses émotions. Parce qu'elle est généralement utilisée pour encourager la gestion du corps, elle peut être important dans la gestion des émotions négatives liées à la maladie. Avec la réflexologie, nous pouvons résoudre un état négatif causé par exemple à : la colère, la tristesse, la peur, la culpabilité, le stress, la jalousie et la dépression.

Le corps du patient est libéré de l'énergie négative

en touchant divers points de pression liés au problème en question. Étant donné que le système des méridiens est une connexion entre différents organes et le système physiologique, le flux d'énergie peut être maximisé en utilisant la réflexologie. Comme nous l'avons expliqué ci-dessus, les émotions affectent directement la santé. Le corps est composé de fluides tels que le sang, la lymphe, l'urine, la sueur, le sperme et le liquide céphalo-rachidien. Tous sont représentés sur le pied et ne peuvent être reconnus que par un réflexologue expérimenté.

Ces fluides doivent être en mouvement constant, si quelque chose les empêche de le faire, comme un blocage, alors des problèmes surgissent. En utilisant la réflexologie pour éliminer ces blocages par des points de pression, nous pouvons résoudre ce type de problèmes.

Renforcez votre système immunitaire :

Chez l'homme, le système immunitaire est la première ligne de défense de l'organisme contre les éléments potentiellement négatifs. Ces éléments peuvent être sous forme de virus, de maladies ou d'autres formes. Comprendre comment fonctionne le système immunitaire est très important si nous voulons rester en bonne santé.

En plus d'éliminer tous les déchets, la fonction du système immunitaire est de protéger l'organisme des agressions extérieures nocives et de permettre aux selles de maintenir un flux régulier.

Il sert également à détecter toutes les bactéries et cellules pathogènes afin de les éliminer. Le système immunitaire permet aux différentes parties du corps de se maintenir au mieux pour remplir davantage toutes ses fonctions.

 Lorsque la circulation des fluides est bloquée, cela peut parfois entraîner des complications dans d'autres organes. La réflexologie peut aider à éliminer les blocages de fluides dans un délai raisonnable. En écoutant les os, le réflexologue peut comprendre si des tissus sont tendus. Si elles ne sont pas corrigées, ces forces de traction peuvent affecter la circulation des fluides.

En les repérant, le réflexologue commence la séance par le pied, la paume ou l'oreille et applique une pression sur certains points pour soulager la zone et détendre l'attraction jusqu'à ce que tout revienne à la normale.

La réflexologie est également très utile pour la santé préventive, en accordant une attention particulière au système immunitaire. Cela permet au patient de maintenir son équilibre. Des traitements réguliers peuvent résoudre un problème spécifique ou simplement s'assurer que le corps est en bon état.

Si notre système immunitaire fonctionne bien, nous n'avons pas besoin de consulter le médecin aussi souvent. Le système immunitaire est également mieux à même de lutter contre les agressions extérieures.

Faire de l'auto-réflexologie, trouver un thérapeute et les effets secondaires possibles

Il est intéressant de savoir que la réflexologie peut aussi être pratiquée de façon autonome. Les problèmes à résoudre doivent être soigneusement étudiés à l'avance. Avant de commencer l'auto-traitement, il est recommandé de consulter un réflexologue qualifié.

Les maladies ou les troubles peuvent être traités en

ciblant des points spécifiques. Ils peuvent être trouvés sur le pied, la paume et l'oreille. La forme la plus simple d'auto-réflexologie consiste à suivre ces étapes :

•En position assise confortable, levez le pied et posez-le sur l'autre genou. Entrecroisez vos doigts avec vos orteils et faites tourner votre pied dans le sens des aiguilles d'une montre, puis dans l'autre sens.

•Etirez doucement votre pied en le tirant d'avant en arrière, tout en gardant vos doigts et vos orteils entrelacés.

•Placez la plante de votre pied ou votre talon entre vos deux mains.

•Placez vos mains de chaque côté de votre pied, doucement mais fermement, et appliquez des pressions tout le long, en commençant par vos orteils, en alternant avec des mouvements de pétrissage.

•Pressez votre pied à l'aide de votre poing puis de haut en bas.

•Vous pouvez terminer en frictionnant avec une lotion pour toucher toutes les zones que vous auriez pu manquer.

Conclusion

 Bien que la pratique de la réflexologie semble assez simple, certaines précautions doivent être prises.

Certaines conditions physiques ne permettent pas de pratiquer la réflexologie plantaire, parfois en raison de douleurs, il faut alors l'effectuer sur la paume de la main.

Lorsque vous êtes vraiment malade, faire de la réflexologie plantaire peut pousser les toxines plus profondément dans le corps, ce qui est très mauvais pour votre santé.

Dans le cas d'un os cassé ou d'une faiblesse osseuse, il est clair que la réflexologie ne doit pas être utilisée, car la douleur peut causer plus de stress au patient.

Cependant, la réflexologie est une pratique sans danger, mais assurez-vous qu'elle vous convient auprès de votre médecin ou de votre réflexologue.

Conclusion

Comme vous l'avez lu dans ce livre, il existe de nombreuses façons de guérir naturellement (corps, âme, esprit).

 Il est toujours important de choisir la méthode qui convient le mieux à nos croyances, à notre culture, mais aussi à notre pathologie

Concernant ce dernier, je vous enjoins de consulter votre médecin, car c'est lui qui connaît le mieux vos problèmes de santé et pourra vous orienter vers la discipline la plus appropriée pour vous.

Que la lumière et l'amour Divins brillent à jamais dans votre cœur.

Éric Dac